U0054210

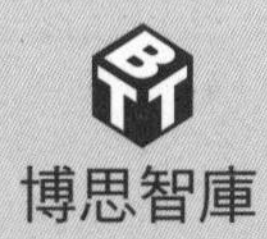
博思智庫

紙本之外，閱讀不斷

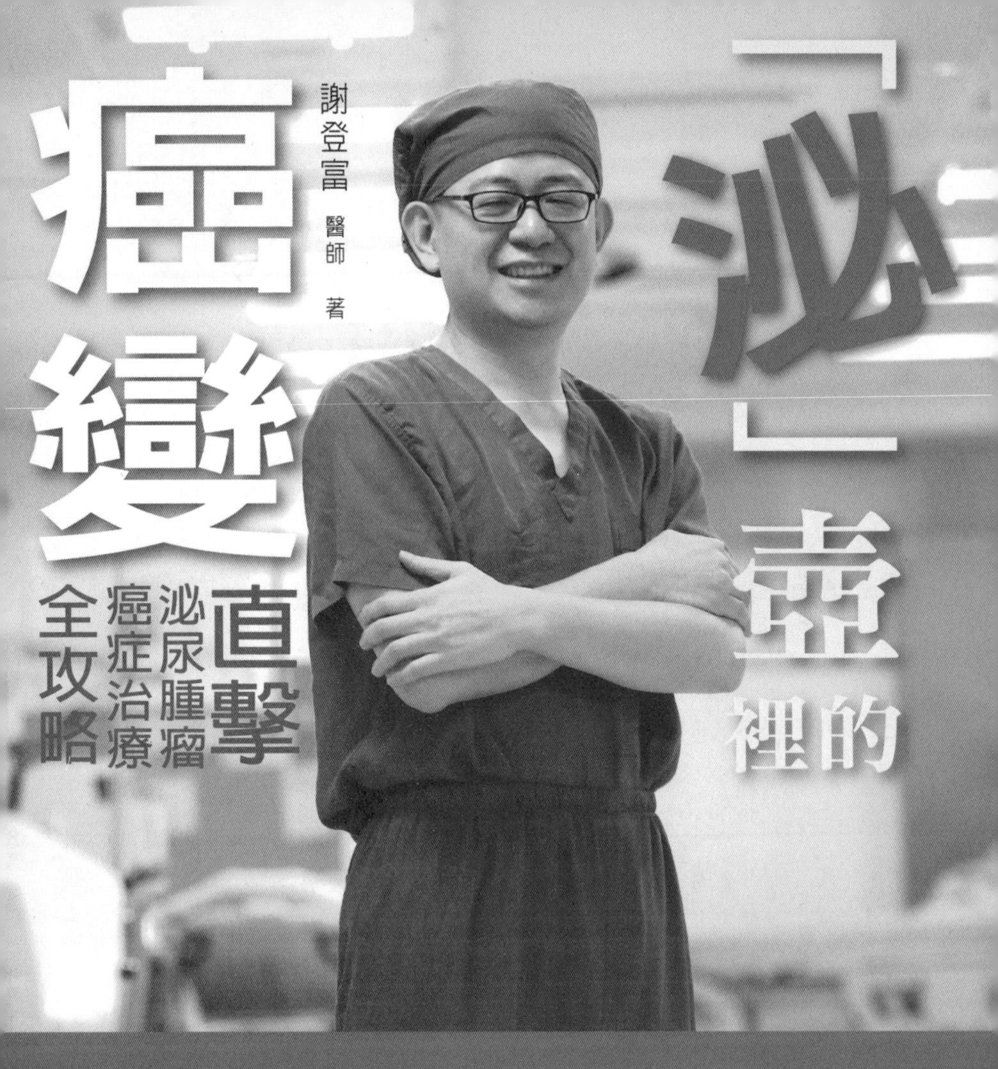

—抗癌路上，百「泌」而無一疏！—

追擊腫瘤零死角，首選全方位治療

5大癌前檢查X 6項醫療原則X 6種治療方式X 3點防癌終極目標

掀開壺蓋，終結下半身危機

泌尿系統就像一只茶壺，了解罹癌關鍵原因與治癒手段，成功消滅癌細胞。

全身性治療，避免捲土重來

任何腫瘤都應視作全身性疾病，「減積治療」為大原則，進而遠離癌病威脅。

目錄

小心癌前兆——蝦咪，我的泌尿道竟然有腫瘤！

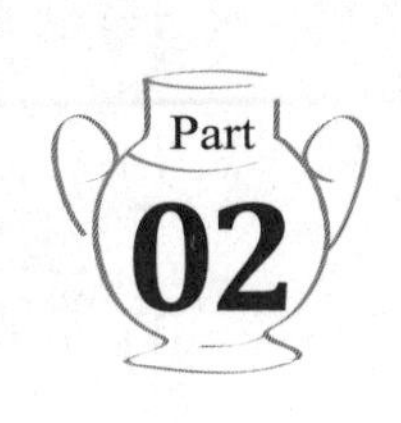

掀開「泌」密——關於腫瘤治療，你該知道的癌前檢查

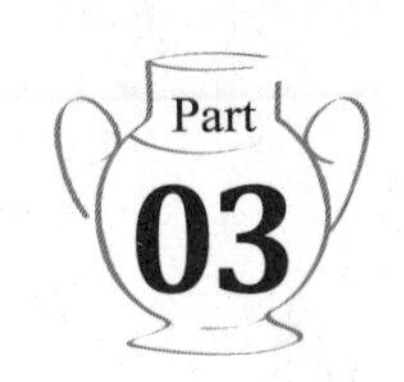

揭露壺內風暴——追捕惡細胞，終結下半身危機

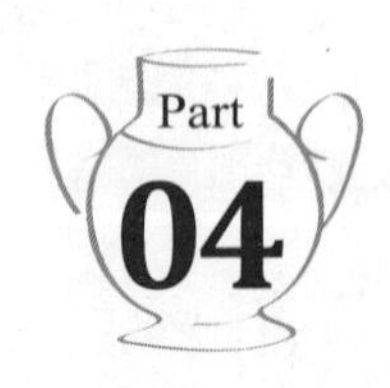

全方位治療——正規醫學，尋找抗癌新曙光

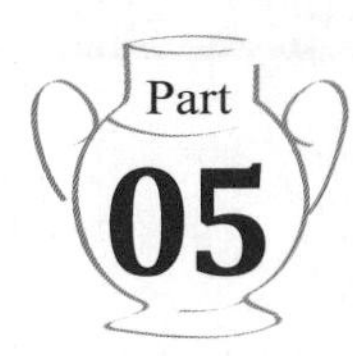

正念防癌——與癌共處，術後療養

自序

突圍「泌」壺防線，抗癌萬無一失！

「茶壺泡茶，不掀蓋子，不知道裡面有什麼東西！」泌尿系統有著茶壺一般的外型，更是人體內一門複雜且極為重要的學問。

延續上一本作品《說不出口的「泌」密：一本大獲全「腎」療癒實錄》，描述泌尿系統可能遭遇到的種種問題，這本新書將聚焦在「泌尿腫瘤」，更進一步談癌症的治療方式。

一般大眾若聽到體內長了腫瘤，心裡產生的恐懼，遠大於攝護腺肥大、泌尿道結石等。大部分的人認為「腫瘤」就是平常所稱的「癌症」，罹患癌症，代表命不久矣，因此本書才會特別聚焦在「腫瘤」，希望能夠揭開其中的「泌」密。

突圍「泌」不透風的防線——直擊泌尿腫瘤

近十年來，醫療技術、治療的進步，使「腫瘤」出現極大轉變，很多癌症變成「慢性病」，和高血壓、糖尿病相似，然而，比起根治，目前能做到的是跟疾病共生共存。

當病人問醫生：「我這個病會不會好？」確實，疾病無法完全康復，如同高血壓、糖尿病也不會好，但只要病人好好接受治療，就不會產生危及性命的大問題。

由於人們被診斷或被告知得到「腫瘤」時，往往非常害怕，跟被告知罹患高血壓、糖尿病時的反應完全不同，因此希望透過本書能給予大家正確觀念，瞭解只需好好治療，腫瘤最後可能變成類似高血壓、糖尿病的慢性疾病，不需要太過擔憂。

任何癌症都是從正常細胞轉變而來，人體內所有器官都可能發展成癌症，只差在機率問題。有些細胞很容易變成癌症，發展成腫瘤的機會很高，例如攝護腺癌；有些細胞不容易變成癌症，例如陰莖，雖然不容易但不代表不可能發生，只是機會較低。

當「泌」壺出現癌變？——留意泌尿系統的警訊

此書將著重於「癌症」的說明，雖然主題為「泌尿腫瘤」，事實上，也可以視為所有腫瘤，至於特別的癌症只會略為提及。醫學上，癌症分成兩類：一種是血液腫瘤，即非實質器官的腫瘤，由淋巴、血液細胞演變成癌症，沒有固定器官，在體內四處流轉，例如淋巴癌、血癌；另一種則為實質器官的腫瘤，亦即由體內可見的器官產生癌症，例如胃癌、腎癌、肝癌等。

泌尿科治療範圍，大部分屬於實質器官之腫瘤，但因為非實質器官腫瘤遍及全身，自然也可能在泌尿系統被發現。由於非實質器官腫瘤治療方式，與實質器官腫瘤治療方式並不相同，本書將重點講述實質器官腫瘤的共通性，並利用泌尿系統常見的癌症，分享實質器官腫瘤的概念，以及治療面向。

基本上，實質器官腫瘤的治療，不外乎手術切除、放射治療、化學治療，或最新的標靶治療、免疫治療、細胞治療等。至於腫瘤治療，大致方法相同，只有部分細節略有差異，譬如藥物治療的比例，或每種癌症對於放射線與手術的效益等。此書將透過實質案例講述實際狀況，也提及癌症的大原則，讓大家理解癌症其實不足為懼，能夠下定決心接受治療。

泌尿系統就像茶壺，隨時有水在裡面流動，一旦泌尿系統病變後發生流血情形，隨著尿液排出，便成為血尿。也因為每天會上廁所，所以容易發現這個問題。

理論上，整個泌尿系統跟尿液接觸的部分，都有一層具有隔絕功能的膜，稱為「尿路上皮」，把作為身體廢棄物的尿液跟正常組織隔離，以避免被身體再次吸收。如同開頭所述，任何器官組織都可能演化成癌症，因為上皮會不斷增生、複製、分裂，所以相對於不分化、不分裂的細胞，轉變成癌症的機會比較高，例如常見的攝護腺癌與尿路上皮癌（膀胱癌）。同理，胃部容易產生癌症也是此原因。

細胞分裂的基本概念是：一顆細胞將染色體複製成兩套，再將它分成兩邊，各有一套，之後分裂成兩個新細胞，裡面包含相同的遺傳染色體。複製過程其實相當複雜，極有可能出現錯誤。

因此，體內需要有品管的系統，如果發現錯誤，就能及時修改，若不能修改，就將之剔除。基本上，這套系統如果運作完善，體內不會有癌細胞，然而事實卻不然，因為細胞分裂的次數非常多，品管系統難免出錯，錯誤的細胞沒有被系統發現後糾正，並繼續分裂，導致越錯越多，最終變成癌細胞，誘發癌症。

癌症治療全攻略，終結下半身危機

本書章節規劃，首先分享癌症的一些症狀，以及需要警覺可能的癌症；其次是瞭解如果懷疑自己罹患癌症，需要接受哪些檢查，這些檢查各自代表什麼意義，不為此感到猶豫不安；第三部分是瞭解如何治療癌症，以及接受治療時該有的態度；第四部分介紹目前癌症治療的原則及方法，包含常見的治療方式，如化學治療、荷爾蒙治療、標靶治療，以及最新的免疫治療、細胞治療、基因治療等，同時也會提及何謂臨床試驗。

當癌症治療遇見瓶頸，所有治療效果皆不佳時，臨床治療是值得嘗試的選擇，同時分享臨床試驗的經過以及進行方式，讓大家瞭解加入臨床試驗並非當醫師的白老鼠，而是治療的新嘗試，甚至對病情有極大幫助。此外，也想跟大家分享風險問題，任何事都擁有風險，應該根據效益進行評估，如果可得的利益大於需承擔的風險，那便值得嘗試。

最後章節將講述癌症治療完畢後，如果獲得控制，接下來該如何保養身體；或是癌症轉變成如同慢性病的情況，又有哪些日常生活事項需要注意。

然而，隨著疾病進展，如果無法控制，該如何面對？這類生死議題也同樣會在書中探討。在身體健康時，就該開始培養正確的觀念，思考如何面對死亡，並對未來有所準備與規劃。身體的健康當然重要，但心理的健康也不容忽視，如果擁有健康、強壯的心智，萬事都可以克服。

閱讀本書，可以全面理解所有泌尿系統的腫瘤，延伸到與所有癌別相關的內容，希望讀者無論生病與否，都可對於腫瘤有更加深入的瞭解，並以健康心態面對疾病，培養良好生活習慣，不只終結下半身危機，還能活出精采人生。

台中慈濟醫院外科部副主任
泌尿科主治醫師
謝登富

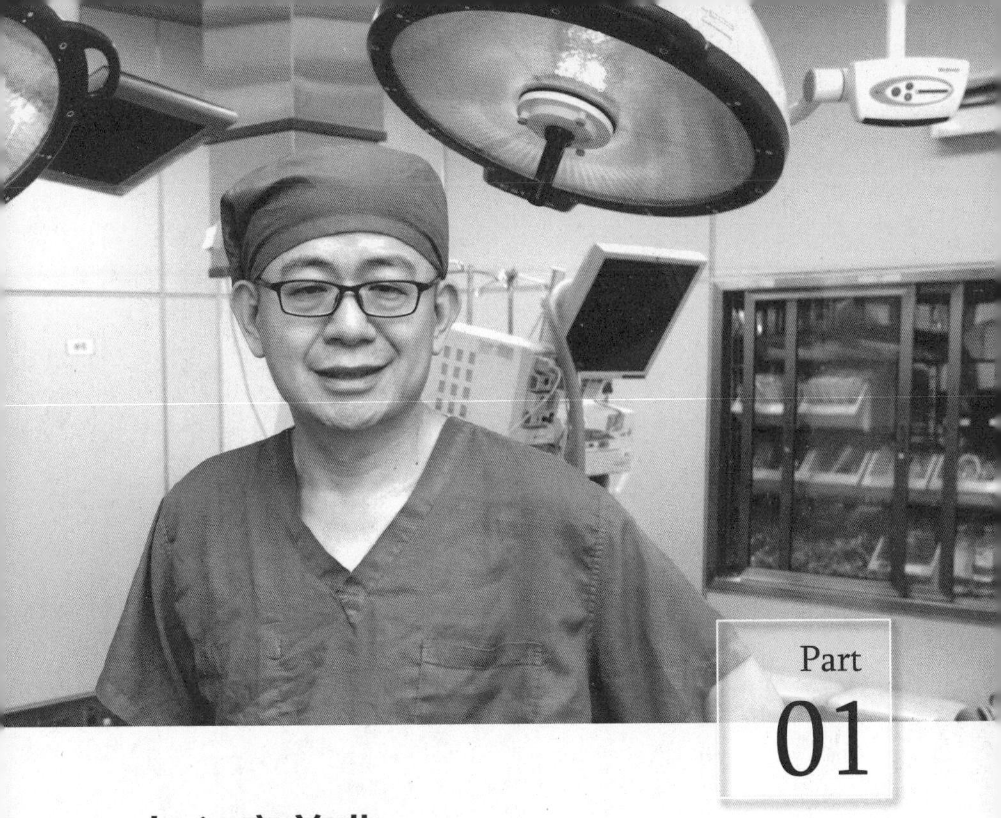

Part 01

小心癌前兆——
蝦咪，我的泌尿道竟然有腫瘤！

人體的泌尿系統，是由腎臟、輸尿管、膀胱及尿道所組成，有著葫蘆一般的外型，更像是一只茶壺，總要掀開蓋子，才知道裡面發生了什麼事！

早期不太容易知道泌尿系統是否發生問題，如今拜科技進步所賜，超音波影像學檢查非常普遍，因此，可以提早診斷出泌尿系統的相關病變，進而早期治療。

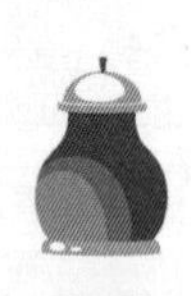

01 當心！你的泌尿道是只悶葫蘆

人體泌尿系統由腎臟、輸尿管、膀胱及尿道所組成，負責尿液的產生、運送、儲存與排泄的重要機制。然而，泌尿系統就像一個悶葫蘆，過去不太容易知道是否發生病變，如今超音波影像學檢查非常普遍，因而可以即時被診斷出來，早期發現，早期治療。

茶壺泡茶，不掀蓋子，不知道裡面有什麼東西；
茶壺泡茶，時間恰好，茶才會好喝；
茶壺泡茶，無論如何，總是要倒出來才能喝；
茶壺泡茶，芳香的茶，也是有喝完的時候。

人體的泌尿系統，是由腎臟、輸尿管、膀胱及尿道所組成，有著葫蘆一般的外型，更像是一只茶壺，就像前面這首打油詩，總要揭開茶蓋，才知道裡面發生了什麼事！

只是有時候積壓得太久了，就要趕快掀開「泌」密，檢查一番，才不會悶壞了整顆葫蘆、整碗茶湯。

關於泌尿系統，你該知道的事

由於整個泌尿系統就像葫蘆般的外型，我們從外面無法看到內部運作的情況，它卻負責人體尿液的產生、運送、儲存與排泄的重要機制。

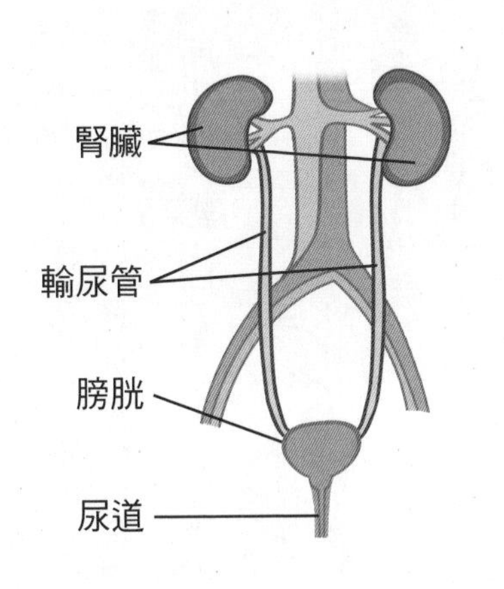

女性泌尿系統

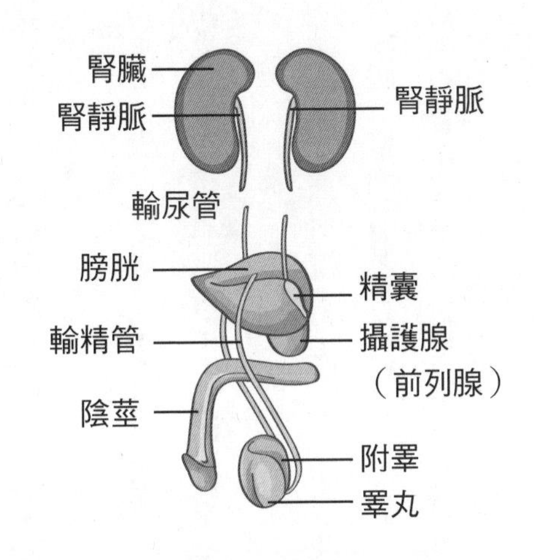

男性泌尿系統

泌尿系統正是透過腎臟排泄體內代謝的廢棄物，調節身體裡的水分及電解質，腎臟同時也會釋放腎素（renin），進而控制血壓。

當腎臟調節身體裡的血液之後，就會把不需要的東西，轉化成尿液，全部排出體外。泌尿系統還有一層特化的上皮細胞，又稱作「尿路上皮」，分布於腎臟、輸尿管、膀胱、尿道當中，可以想像它就像附著於水管內側，保護著泌尿系統的特殊細胞。

「尿路上皮」的存在，避免腎臟產生的代謝廢棄物破壞正常組織。

除此之外，男生的泌尿系統還多了攝護腺（又稱為前列腺），大小比核桃略大一點，位於骨盆腔的底部，主要儲存攝護腺液，也是形成精液的主要成分，屬於腺體細胞的攝護腺，主要作用在於保護男生的尿道和精子。

根據解剖學來看，泌尿系統位於人體的深部，像是腎臟、輸尿管都在後腹膜腔，膀胱、攝護腺則在骨盆腔，在體表無法觸摸到，外觀上也看不出是否有狀況，才會說像是一個悶葫蘆。

所以，早期不太容易知道泌尿系統是否發生問題，如今拜科技進步所賜，超音波影像學檢查非常普遍，因此，可以提早診斷出泌尿系統疾病，早期治療。

有時候，人們會因為其他理由做了超音波，意外察覺泌尿系統器官產生相關病變。最常見的例子就是腎細胞癌。以前腎細胞癌不容易早期診斷，但，台灣近年來有太多的腎細胞癌患者，事實上是因為其他理由進行超音波檢查，而在早期時就診斷出來。

另外一種常見狀況，就是一旦泌尿系統器官發生癌變之後，經過尿液不斷地沖刷，尿液可能因此沾染到癌細胞，或者出現血尿的情況，而被早期發現罹患癌症。

攝護腺癌也有所謂「攝護腺特異抗原」（PSA）檢測，可以進一步懷疑病人可能罹患了攝護腺癌。

因此，儘管泌尿系統位處人體深層的地方，理論上不容易被發現，卻因為醫療的發展之下，像是藉由超音波、X光尿路攝影、電腦斷層，甚至是核磁共振、正子攝影等檢查，得以早期發現，早期治療。

有器官，就有癌？——泌尿系統相關腫瘤

泌尿系統是一個空腔，附著於上的黏膜就是所謂的「尿路上皮」，尿路上皮的下方有一層「肌肉層」，肌肉層外面則是「臟壁層」。

其中，臟壁層是很薄很薄的組織，肌肉層可以想成一堵強壯厚實的城牆，假使罹患了尿路上皮癌，尿路上皮通常是從城牆最內層的黏膜長出來，如果只在黏膜裡面生長，還沒

有長到肌肉層，就叫作「非侵犯性的尿路上皮癌」；如果侵犯到肌肉層，就叫作「侵犯性的尿路上皮癌」。

一旦侵犯到了肌肉層，正因為臟壁層實在太薄了，臟壁層幾乎沒有阻隔腫瘤突破的能力，癌細胞一旦進逼，很容易突破臟壁層，造成擴散的風險。

人體裡面總共有三十七兆個細胞，怎麼可能都不出錯？若是裡面不小心有了差錯，又很幸運地逃過免疫系統的監視、身體檢查系統稽核的話，就有可能變成癌細胞。如果再次發生變化，進而侵犯到其他器官的話，確確實實就成了一顆癌細胞了。

請大家務必記得一個大原則：「只要有器官，就會長成腫瘤，差別只是發生機率的高低！」

泌尿系統中因為有腎臟，就有「腎細胞癌」；有尿路上皮，就有「尿路上皮癌」；因為腎臟、輸尿管裡面都有尿路上皮，由輸尿管裡面長出來就叫「輸尿管癌」，在膀胱長出來就叫「膀胱癌」。

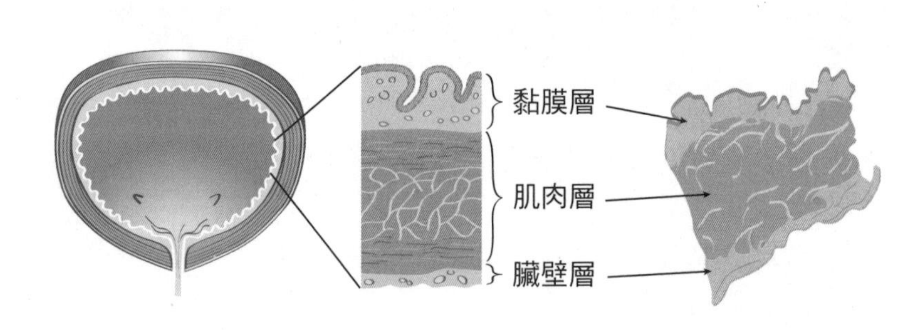

另外，男生還有攝護腺，攝護腺也會變成癌症，就是「攝護腺癌」；睪丸如果長出癌症，則是「睪丸癌」，甚至連陰莖也有「陰莖癌」。涵蓋整個泌尿系統裡面，只要想得到的器官，就有可能演變成癌症，只是機率的高低而已。其中這些癌症裡面，「陰莖癌」的發生機率最低。

身體器官	對應癌症	身體器官	對應癌症
腎臟	腎細胞癌	攝護腺	攝護腺癌
尿路上皮	尿路上皮癌	睪丸	睪丸癌
輸尿管	輸尿管癌	陰莖	陰莖癌
膀胱	膀胱癌		

為了避免一時疏忽造成難以彌補的傷害，關於泌尿道腫瘤，我們可以從以下可能症狀，作一些簡單的自我覺察：

◆疼痛

關於泌尿腫瘤，最常發生的症狀是疼痛。

一旦腫瘤細胞壓迫或發炎，甚至造成出血，可能讓人感到疼痛，因此有時疼痛也是腫瘤早期的徵兆。

◆血尿

因為很多泌尿系統的癌症，都是從尿路上皮的黏膜生長出來，自然會接觸到尿液，就有可能透過尿液的沖刷，進而造成出血。

因此，一旦發現有血尿的狀況，就需要進一步做詳細檢查，檢查血尿是否由癌症所造成？通常癌症造成的血尿，病人都不太會感到疼痛，幾乎都是沒有症狀，只單純呈現出血尿而已。

如果病人只有血尿，而不感到疼痛，罹患癌症的機會就跟著提高；如果伴隨著疼痛或是其他症狀，癌症機率就會相對減低。但是，不管是否有伴隨症狀，患有血尿都應該進一步詳細檢查。

◆腫塊

除了血尿以外，最要擔心的就是腫塊。若是癌細胞數量夠多，就會長成腫塊，從解剖學來看多半長在較為深層的位置，我們不一定摸得到腫塊。

所謂腫塊指的是在器官上鼓起的東西，其中分為良性和惡性。有時候像是手上的一顆痣，也是一個腫塊，只是我們都知道那是屬於「良性瘤」，就沒有健康上的疑慮；有些腫塊則是「惡性瘤」，就可能產生身體的危害。

除此之外，假使腫塊壓迫到旁邊的器官，或是產生出血、發炎，可能造成疼痛，就有機會發現這個潛在的危險。

◆下泌尿道症候群

下泌尿道症候群，更是泌尿系統經常發生的毛病，亦即所謂的頻尿、急尿等相應症狀，通常和腫瘤並沒有太大關係。不過，臨床上有少部分膀胱癌患者只會產生此類症候群，但是，卻完全沒有血尿的情況。

由於下泌尿道症候群會對日常造成相當明顯的困擾，因此，病人通常會就醫，自然就會被發現，所以問題也不大。一般而言，一旦身體有任何症狀都應該密切留意，千萬不可輕忽。不過，也無須過度擔心，只要透過就醫檢查，進一步確認是哪裡出了毛病，趕緊治療處理即可。

我常常對患者說：「檢查有問題，就來處理問題；檢查沒事，那就放心過生活，不要過度憂慮！」總之，對於自己身體的狀況，做到「關心而不擔心」，這樣才是最為適切的方式！

◆腫瘤的生物指標

另外，針對泌尿腫瘤的檢測，可以透過「腫瘤生物指標」，進一步察覺問題所在。腫瘤的生物指標應用在泌尿系統裡面，其中最有名的就是「攝護腺特異抗原」（Prostate specific antigen, PSA），因為在攝護腺癌的病人裡面，該指數會明顯升高。然而，特別要留意的是，腫瘤生物指標尚未那麼精準，它可以協助醫生判斷追蹤治療的效果，但並不適合直接拿來進行腫瘤診斷。

儘管如此，腫瘤生物指標的不正常，可以提醒我們留意身體的狀況，進一步透過醫學精密檢查，看看是不是有癌症的可能性？

以上都是泌尿系統可能產生的相關症狀，提供讀者作為簡單評估，詳細的病理檢驗與確認，仍要透過專業醫師的診療。

雖然泌尿道有著悶葫蘆的外觀，但絕對不能是封閉的系統，必須具有順暢的排泄功能，可以正常代謝身體中的廢棄物，才能讓自己不為「下半身」所苦，在日常生活中持續感受活力，享受幸福。

直擊臨床門診

PSA略高，卻沒有攝護腺癌的范先生

六十八歲的范先生是一位個性樂觀的退休公務員，平常小便有斷斷續續、不太順暢的情形。二〇一一年時，進行泌尿科檢查，發現PSA大約四點多、五點多，略高於正常值。理論上，應該進行切片檢查，但病人有所顧慮，於是採用追蹤取代切片。

持續追蹤至今，范先生的PSA指數長期維持在四或五左右，沒有太大變化，由此可知他可能先天PSA比較高，與癌症無關。雖然他也有攝護腺腫大的困擾，但只要吃攝護腺藥物就可以改善小便問題，與PSA升高不一定相關。

如果PSA超過標準值並不斷升高，當然就必須切片檢查；若PSA比標準值略高，但能夠長期維持，繼續追蹤即可。理論上，生理症狀可以透過藥物來治療，與攝護腺癌是否相關，還需要再進一步驗證。

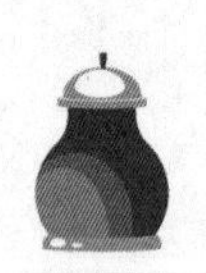

02 下半身疼痛，難道我有泌尿腫瘤？

疼痛拉響了警報，宣告身體可能有異狀發生。然而，下半身疼痛與泌尿腫瘤的產生，並不完全畫上等號，觀察疼痛是否伴隨著其他症狀，應就醫進行詳細檢查，配合醫生治療，並適當調整心態。

如果下半身感到疼痛，是不是都與泌尿道腫瘤有關聯呢？別緊張，其實並不盡然。當人們感受到疼痛的原因，大部分是因為身體某處有了發炎反應，使得神經受到了刺激。疼痛，其實就是身體試圖傳達的警告。

因此，疼痛雖然會造成病人很大的不舒服，但大部分會令人意識到疼痛的毛病，相對起來都比較不那麼可怕。舉例來說，最常見的下半身疼痛是下腹疼痛，而來自於膀胱的疼痛，大多是膀胱發炎或泌尿道感染，不是因為有腫瘤的問題。有了疼痛，我們就會有所警覺，進而前往醫院就診，也就比較容易發現身體是不是真的出了大問題。

疼痛，才是問題所在？

身體長出腫瘤，確實是造成疼痛的原因之一。腫瘤造成疼痛的原因，通常是因為壓迫到了神經，或是產生很強烈的發炎反應，製造出很多發炎物質，才會引起疼痛；有時候腫瘤太大進而引發出血，也可能會造成疼痛現象。

當腫瘤已經成長到使人疼痛的狀態，通常已經非常巨大，在醫學診療上不會太難被發現。

藉由上述提到的部分，我們也可以反向思考。如果在反覆檢查後都沒有發現腫瘤，那麼就表示，由腫瘤引起疼痛的可能性非常低。臨床上很多案例發現，當病人身體感受到疼痛時，反覆檢查卻沒發現有什麼特別的原因，這時候病人仍舊害怕不已，認為身體裡面可能存在著幾萬顆癌細胞而整日提心吊膽。

事實上，疼痛或許真的與腫瘤沒有關係，不需要太過擔心。

◆伴隨疼痛症狀，趕快就醫！

疼痛是否有伴隨症狀，也是值得注意的部分，如果僅是單純疼痛，而沒有伴隨的症狀，經過檢查後也沒有什麼驚人的發現，其實大可放心；但是如果還有相關症狀，那麼就需要特別留意。

比方說，感到腰痛又伴隨血尿，通常就需要好好找出原因，而不能只是當作一般的疼痛不予理會。

此種情形大部分是由於結石所產生，如果發現造成腰痛、血尿等原因，其實只是結石作亂，當然可以暫且放心，將結石排除掉即可；除非經過處理後，血尿情況還是持續而未有改善，才需要擔心是否還有其他因素沒有解決。

◆怎麼看待疼痛？如何處置？

「疼痛就是一個警訊！」我經常告訴前來就醫的民眾。一般民眾如果有腰痛的情況，不管到哪一科就診，醫生都會進行相對應的檢查和處理。

一旦有疼痛，就務必前去檢查，如果檢查出來的結果不是腫瘤，或是查無原因，就不必過於擔心，只要持續觀察與追蹤即可，不要因此茶飯不思、寢食難安，反而本末倒置，也不是一個好現象。

另外，有些疼痛症狀只要給予些許藥物，即能達到緩解效果，這類型的疼痛通常並不嚴重，大多只是由於肌肉拉傷或筋骨受傷所致，不是因為有一顆可怕的腫瘤藏在身體裡而隱隱作痛。

實際上，很多疼痛導因於肌肉拉傷或是姿勢不良，腫瘤僅僅是其中一小部分的原因。疼痛就像是身體在提醒我們，應該要就醫而拉起的警報。

重視身體發出的警訊，就醫後跟醫生好好配合及檢查，如果真的沒有問題，就不該杞人憂天；如果症狀還是持續的話，就要觀察是否有其他伴隨症狀，視情況再次安排檢查。有時候時間也是一個很好的診斷工具，因為時間一旦拉長，就能知道究竟是真的有問題，或只是短暫的肌肉痠痛。

運氣不好、習慣不良，癌症找上身？

我常常說，人會生病，多半是因為「運氣不好」或是「習慣不好」。如果運氣不好，加上習慣也不好，兩件事情湊在一起，難免就會生病了！

假使檢視身體癌化的過程，可以發現基因具有決定性的因素。比方說，這個人的身體自我檢查系統嚴不嚴謹？免疫系統強不強？有些人的身體細胞內建檢查系統有十套，有些人只有五套，於是僅有五套系統的人，自然比較可能產生出錯的情形，所以「基因決定是否生病」這件事，原來有其根據。

但癌化並非只是運氣不好，如果沒有接觸到一些「致癌物質」，也不一定會有後續衍生問題。什麼物質會致癌？什麼食物該吃？不該吃？想必大家也多少有所瞭解，這就是所謂的習慣問題。

我們常常問：「人為何會有癌症？」其實就是——運氣不好加上習慣不好。如果單看習慣問題，譬如時常接觸致癌物，如果運氣還不錯，確實不一定會變成癌症，好比有些人長期抽菸，也不一定就會得肺癌；但如果一個人運氣不好，同時又有不良習慣，生病將在所難免。

運氣好壞與否，不是我們所能決定的事情，但習慣卻是自己可以控制得了，所以我們應保持良好、健康的生活習慣，避免癌症有機會靠近。

若是說到泌尿系統，多吃一些生鮮蔬果與健康食物，有助避免身體的癌化。什麼是不健康的食品呢？諸如醃漬類、過期物，或是來路不明的食品；藥物的部分，正常治療情況下使用藥物不在此限，但濫用就容易產生病變；又比方說，因為染髮而大量接觸不好的化學染劑，都是可以避免的行為。

謝醫師的
健康揭「泌」

• 藥物的監控機制？

現今醫療比較進步的國家如美國、台灣等，任何藥物都需要接受嚴格監控。醫師提供病人處方藥品後，如果病人產生異常反應，醫生便需向衛生單位通報並留下記錄；如果異常反應太劇烈，藥物甚至可能停止上市，或者重新進行研究。

我們無法控制運氣，但是可以努力改變習慣，維持一個健康的生活習慣，使自己更健康，像是常常飲用白開水幫助排尿，就是很好的例子。不過，大家都知道要多喝水，可是，還是有很多人做不到。

當然，在臨床案例中，有些病人明明具有良好的生活習慣卻仍舊生病，有時候真的只是運氣不好。但是，正如台灣俗語常說的：「三分天註定，七分靠努力！」如果已經運氣不好，再加上習慣也不好，那麼一定更容易生病。

門診中，曾有一位三十歲女性美髮師罹患膀胱癌，原因可能來自於幫顧客染髮，長期接觸化學染劑而致癌，再加上本身體質的因素，因此年紀輕輕就罹患膀胱癌。照理來說，很多美髮師都做同樣的事情，也沒有得到膀胱癌！然而，如果一旦「運氣不好」，可能本身基因比較敏感，加上長久暴露於不良的環境中，又不習慣多喝水，就會讓這種憾事發生，令人不勝唏噓。

謝醫師的健康揭「泌」

・高壓氧，也能治療癌症？

醫學上，有一種治療方法稱為「高壓氧」。

高壓氧用於治療傷口癒合不佳或感染，比起一般情況下，提供傷口及身體組織更多的氧氣，使體內的免疫細胞或正常組織得到更多的養分，進而抵抗細菌，並讓新組織能夠健康地生長出來。

另外一種高壓氧的治療，應用於潛水夫病，潛水夫病是由於缺氧所造成，因此利用高壓氧提供足夠的氧氣作為治療。特別要注意的是，使用高壓氧治療法時，其中一個條件是病人必須沒有罹患癌症的疑慮，因此無法用來作為治療癌症的療法。

小心，細胞正在癌化中……

細胞癌化，指的是細胞從正常轉變為腫瘤的過程。簡單來說，癌細胞皆是從正常細胞慢慢轉變而來，一般正常的細胞，時間到了就會自然死亡。

一旦有細胞，到了時間卻沒有死掉，就表示邁出了前往癌細胞的路途：因為它不會老化、死亡，當分裂時又產出同樣情況的下一個細胞，慢慢地，就會分裂出越來越多不會老化和死亡的細胞。

當這一群異常的細胞聚在一起後，就會開始產生一些量變與質變，不會理會周圍細胞告訴它們：「不行，你們的時間到了，應該要自己老化、自己死亡！」的訊號。

緊接著，身體的免疫細胞也會跑過來關切，試圖消滅它們。如果免疫細胞成功完成消滅的任務，人體就會回復平靜。但是，如果免疫細胞任務失敗，或者是，這些細胞也有能力逃脫免疫細胞的關切，那麼癌化的作用就會繼續下去。

在避免被消滅之後，這一群癌細胞就會越長越多，此時它們的養分就會不夠。由於它們需要比正常細胞更多的養分，因此發展出另外一個能力——讓血管長到它們身邊，等於是另外提供一條道路，供給新的養分。

等到養分足夠之後，癌細胞又會不斷增長，此時它們會再發展出最後一個最重要的能力，就是脫離現在所處的位置，跑到別的地方生長。它們透過血液流動到另外一處生根，等到這樣的能力演化出來之後，就已經是不折不扣的癌細胞了。

階段	狀態
階段一	不老不死，躲避免疫細胞追查。
階段二	使血管長到身邊，提供充足養分。
階段三	脫離原處，轉移陣地。

一旦演化到這個地步，就已經是身體泌尿系統裡面的癌細胞，當這些癌細胞數量越來越多，等到產生十億、二十億顆的時候，身體上可能就會看到一個腫塊，同時伴隨一些症狀產生，當出現症狀之後，我們才有可能發現原來身體裡面長了一顆腫瘤！

但是除了癌細胞，我們身體也具有同樣不會死亡的細胞，比如神經細胞。神經細胞從出生後就維持固定的數目，不會改變，所以不能只用「是否死亡」作為條件，來定義是否為癌細胞。

◆癌症的研究方法

現今癌症的動物研究對象大多是小老鼠，把致癌物打到小老鼠身上，誘發牠們產生癌症；或是把小老鼠的某些基因剔除、改變，藉此產生癌症。

小老鼠的研究讓醫學專家們看見了癌症的部分面貌，但是研究出的許多癌症治療方法，應用到人體上卻都不太成功，這又是為何呢？

科學家們雖然讓小老鼠產生了癌症，但是這些老鼠身上的癌症，與人體真正癌症的產生過程，還是具有一些本質的差異，因此採用小老鼠作為癌症的研究仍會有所限制。

然而，小老鼠是最方便做研究的動物，如果不用小老鼠進行研究，尋找替代的研究對象，是相對困難的一件事。目前研究上陷入兩難的是，我們可以從老鼠身上看到一些現象，但這些現象在人體上是否必然會發生？就需要更多驗證才能夠加以確認。

部分科學家說：「如果和癌症的作戰，是指治療實驗室裡老鼠身上的癌細胞，那麼人類早就可以消滅癌症了！」相當遺憾地，我們要治療的是「長在人類身上」的癌細胞，畢竟人體相對小老鼠還是複雜很多，因此目前對於癌細胞的治療仍然有其侷限性。

基於人道考量，現在的科學研究對動物實驗的要求更為嚴謹，必須要有一個很明確的目標才能施行，不能隨便犧牲動物的生命來做研究。現在就連稍有規模的研究機構，想要進行動物實驗時，都還要提交給動物實驗倫理委員會做審查。由於公眾對於這方面的要求越來越高，這十年來的醫學研究，其實已經有了許多轉變。

對於其他物種生命的尊重，是人類進步的象徵。當然，這也讓科學研究的難度越來越高。

謝醫師的
健康揭「泌」

• 除了動物之外，什麼是人體試驗？

一些新藥在開發或是進入市場之前，通常會請病人來做臨床測試，或是請一般人來進行藥物測試，這是所謂的人體實驗。人體實驗比起動物實驗有更多的要求，後面章節會再加以詳述。

人體實驗大致分為三個階段。第一階段：毒性測試，此階段是測試藥物到底有沒有毒性？或是瞭解藥物的毒性在哪裡？因此，需要「健康的人」來做這項測試，通常也會支付對等的報酬。這項測試是必要的一環，如果沒有這項測試，藥物在人體中的真實狀況將無法確認。但也不是漫無目的去做毒性測試，因為在進入測試之前，必須具備非常多的數據，還必須說服監察機構如何在毒性測試裡確保安全性。當中一定會有危害，但重點在於如何控制，此項測試必須在沒有疑慮的狀況下才能實行。

經過第一階段的毒性測試之後，才能夠進入第二階段。此階段主要證明此藥物具有療效，至於療效多少則是第三階段的工作。第二階段只需要少量的受試者，大約幾個病人證明確實有效即可。

最後一個階段，比較該實驗藥物相較於既有的治療，究竟有無好處？此階段需要大量的受試病人，此外病人必須被區分為兩組，一組使用新的藥物，一組使用現有的治療。測試結果必須證明新藥真的有其療效，最後才能得到政府的許可，進入市場應用。

人體實驗階段	測驗內容	測驗人數
階段一	是否有毒性	少，健康人
階段二	是否具有療效	少，病人
階段三	是否比起原藥物更好	多，病人

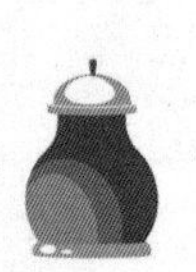

03 由內到外，各種常見的泌尿道腫瘤

癌症並非無可醫治，了解更多泌尿道腫瘤的種類，累積相關知識，先行一步發現症狀並於早期時進行治療，癌症也就不會如此令人聞之色變。隨時注意身體發出的警訊，發現問題便積極配合治療，不需要過度捕風捉影。

惡性腫瘤持續佔據國人十大死因之首，人人可說「聞癌色變」！癌症彷佛一群訓練有素的跳傘兵，憑空從天而降，打亂對未來的所有規劃，在眾人措手不及中，已經攻掠一座又一座城池。

然而，我們都忽略了，癌症是從正常細胞變化而產生，差別只在於有些細胞容易癌化，有些相對不易。因此，所有的器官都有可能成為癌症的俘虜。

號角響起——常見的泌尿道腫瘤

理論上，各種千奇百怪的癌症都有可能出現，但由於我們的身體細胞會遵循正常的流程，進行分化、分裂及演化等工作，所以癌症發生的機率仍然很低，主要和運氣與習慣不好有關，實在不需要過度恐懼。

只是當癌細胞吹起號角，開始攻城掠地，如果我們能夠對於常見的泌尿道腫瘤有更深的了解，就能先行察覺並快速就醫，或只是一場虛驚而已。

◆腎細胞癌（renal cell carcinoma）

腎臟分為實質與尿路上皮兩部分，從腎臟的實質部分產生的癌症，就是腎細胞癌。

早期腎細胞癌沒有什麼特殊症狀，然而到了晚期的時候，病人可能會出現疼痛、血尿，以及腰部摸到腫塊等情況，這就是所謂的腎細胞癌的三特徵。我的前一本書《說不出口的「泌」密：一本大獲全「腎」療癒實錄》（博思智庫出版）也有提及，它是一個在近代才有辦法早期診斷出來的癌症，跟其他癌症不同的是，腎細胞癌腫瘤對於放射線治療的抵抗力很強，所以沒辦法藉由放射線治療消滅，過去只能透過手術切除。

如今已經可以利用標靶治療進行醫治，只是即便標靶治療具有不錯療效，腎細胞癌的最佳治療方式，仍公認以手術切除為優先考量，後續標靶治療則是讓癌症得到進一步控制。

◆腎嗜酸細胞瘤（renal oncocytoma）

腎嗜酸細胞瘤也是生長於腎臟實質部分的腫瘤疾病，大部分都屬於良性。

腎嗜酸細胞瘤跟腎細胞癌不容易作出區分，只有手術切除後，藉由病理科醫師透過顯微鏡做病理切片、組織染色，才能辨別兩者。

它算是最常見的良性腎臟腫瘤，但依舊需要依靠手術切除才有辦法判斷，因此當被醫生告知腎臟長一顆腫瘤而需要切除的時候，不需要太過慌張，因為也有可能是良性的腎嗜酸細胞瘤。目前手術切除還是唯一的治療手段，依照腫瘤的大小跟位置，來判斷進行局部或全部切除。

如果腫瘤不是太大，且長在腎臟邊緣，可以只進行局部切除；如果很大，又長在腎臟中間，就必須做全部切除，因為血管是從腎臟中間進去，若腎臟中間挖空，而腎臟血管又無法保留，那麼腎臟就失去作用了。

謝醫師的
健康揭「泌」

• 病理切片染色的意義

腎細胞癌跟腎嗜酸細胞瘤進行病理切片後，只有經過染色，才能判斷病情，並安排接下來的治療流程。一般而言，病理切片後，皆需要經過特殊染色，透過染劑瞭解細胞狀況，以提供醫師正確的診斷，這就是病理切片染色的原理。

◆腎血管肌肉脂肪瘤（renal angiomyolipoma）

腎血管肌肉脂肪瘤幾乎沒有症狀，大部分屬於良性，只有非常少是惡性的成分。通常是在照超音波時意外被發現，看似沒有什麼問題，但如果腫瘤長得很大，有可能會自己破裂出血，造成腰痛，視出血量的多寡，有時候會發生血壓下降或休克的情形，進而威脅到病人的健康和生命。

由於最常出現的症狀就是腰痛，如果是有腰痛或腎疾病的患者，可以進一步留意。這裡還是要再次強調，雖然此類腫瘤唯一的症狀就是腰痛，然而腰痛不一定是因為腎臟腫瘤，腰痛的成因是腫瘤所造成的比例也很低，我們不宜把所有的腰痛都認為是腫瘤。

◆腎囊腫（renal cyst）

腎囊腫大部分都是良性，同樣最常是在做超音波檢查時，病人突然被告知腎臟長了一顆水泡，就是所謂的腎囊腫。

腎囊腫只要定期追蹤即可，不用切除，只有少部分透過超音波懷疑可能是惡性才需要動手術。水泡如果太大顆，可能有破掉的風險，然而破掉之後，裡面只是水，影響並不大；但也有可能其中一部分包含血管，所以還是要視情況而定。

若是囊腫太大引起相應症狀，例如疼痛或是壓迫到周圍的組織跟器官，就要考慮是否手術切除，然而大部分都非常小，並不需要特別在意與擔心。

◆腎尿路上皮癌（renal pelvis urothelial carcinoma）

腎尿路上皮癌也是腎臟的腫瘤之一。跟前面幾種不太一樣，前面四種都是長在腎臟實質部分，然而腎臟的另一個部分，也就是尿液途經的路線，這裡可能會產生此癌。

腎尿路上皮癌在台灣的發生率偏高，一旦發生就要拿掉整個腎臟，就連輸尿管，以及位於膀胱的輸尿管都要一起手術切除。關於輸尿管的尿路上皮癌跟腎盂的尿路上皮癌，兩者是相同的治療方式，由於人類擁有一顆腎臟就足夠維持身體正常運行，大部分患者手術後都不一定需要洗腎，也不需要特別做導尿的輔助。

◆輸尿管尿路上皮癌（ureter urothelial carcinoma）

輸尿管尿路上皮癌和腎尿路上皮癌的差別，一個是長在輸尿管上，一個是長在腎臟剛出來的地方。

輸尿管就是腎臟跟膀胱中間的那條通道，從那條通道長出來的，就是輸尿管的尿路上皮癌，相關症狀是血尿，但不太會產生頻尿狀況。手術治療方式也是要把腎臟、輸尿管跟膀胱一起手術切除。

值得一提的是，台灣的發生率比起國外高出很多，原因可能跟我們的人種、飲食相關，真正原因尚在研究調查中。

◆表淺性膀胱癌（superficial bladder cancer）

大部分的膀胱癌都是所謂的表淺性膀胱癌，它只長在膀胱最表淺的那一層，沒有侵犯到膀胱內部的肌肉層，相關症狀是血尿、頻尿，屬於比較初期的癌症。

大部分治療都需要採用內視鏡將腫瘤刮除，表淺性膀胱癌的手術並不困難，比較惱人的是很容易復發，所以患者需要定期進行追蹤；有些腫瘤惡性度比較高，但通常會再輔以膀胱內的藥物灌注，就可以順利解決。

◆侵襲性膀胱癌（invasive bladder cancer）

侵襲性膀胱癌就是指腫瘤已經進入到膀胱的肌肉層，甚至穿透肌肉層。

在過去，侵襲性膀胱癌的治療需要做所謂的膀胱切除手術，把整個膀胱切除掉；現在可以在切除之前，先進行化療，評估有沒有辦法控制腫瘤，若能適當控制，也許可以不用做膀胱切除手術，若是情況不良，還是要考慮先切除膀胱，再進行後續治療。

膀胱切除之後，大部分都要進行重建手術，重建方式可以考慮從最簡單的迴腸造口尿路引流（ileal conduit），到比較複雜的人工膀胱（neobladder），但不是每個病人都擁有做人工膀胱的條件，腫瘤必須沒有侵犯到膀胱頸才有辦法執行；若已經侵犯到膀胱頸，就只能全膀胱切除再加上尿道切除，無法使用人工膀胱進行尿路引流。

◆早期攝護腺癌（early prostate cancer）

攝護腺特異抗原（ＰＳＡ）對早期攝護腺癌的診斷有很大幫助，若ＰＳＡ出現不正常升高，病人接受切片檢查後，就可能診斷出早期攝護腺癌。

大多早期攝護腺癌的治療效果都相當不錯，甚至一部分癌細胞並不惡劣的患者，只需要好好追蹤，也不一定要接受治療。

一般而言，大多早期攝護腺癌屬於緩慢進展的狀態，若是病人本身身體狀況不是很理想，就不一定需要「根治性治療」，再加上攝護腺癌屬於惡性度低的癌細胞，可以接受追蹤就好。

◆晚期攝護腺癌（late prostate cancer）

晚期的攝護腺癌，屬於轉移的癌症，一般會採用荷爾蒙治療。

現今已經有二線的荷爾蒙治療與化療，只要病人願意跟醫生好好配合，大多都能夠得到良好的控制。目前在治療上不一定都要手術切除，大部分使用荷爾蒙治療，就可以有很好的治療效果。

◆睪丸癌（testicular cancer）

睪丸癌是男性專有的癌症，發生機率其實很低，但就算如此，有很多的名人都曾得過睪丸癌。

大部分睪丸癌的治療效果都很好，只是因為它是在睪丸產生的腫瘤，所以對病人造成的衝擊非常強大。事實上，男性就算只剩下一顆睪丸，想要懷孕生子也不會有太大問題，除非兩邊都有毛病，才需要兩顆睪丸全部切除，因此罹患睪丸癌不用過度擔心。

治療上，需要根據病人的癌症狀況而定。通常而言，大多只有一邊睪丸出現問題，先是進行手術切除，後續根據切除結果，決定是否需要化療與電療。

◆陰莖癌（penile cancer）

很多人可能不知道，陰莖也會發展出癌症。

陰莖癌好發於年紀較大的長者，由於陰莖細胞是一個不太分化的細胞，發生機率也相對很低，往往是因為運氣不好，或者有其他因素，才會不巧讓陰莖細胞癌化。陰莖癌的治療方式也是做手術切除，切除之後，視情況考慮是否重建，重建後，上廁所可能就要從本來的站姿變成蹲姿了。

在台灣，因為民情關係，患者往往諱疾忌醫，造成問題很嚴重了，才肯來看醫生。因為長在私密處，許多人擔心是「花柳病」，心裡感到不好意思而不敢前往就醫。

就臨床經驗而言，陰莖癌的病人大多都是年紀大的老先生，之所以在一開始發現時不敢就醫，是因為病人覺得不好意思，擔心別人會對他有所誤會；事實上，這些病人不太會有複雜的性關係，而真的有複雜性關係的人，反而會更關心自己的健康狀況。

舉此例子是要告訴大家，只要有器官的地方，就有可能產生癌症，差別只在於發生機率的高低而已。重點是，一旦身體發現問題，就應該盡速就醫，不要自行隨意猜想，不用害怕或是不好意思，更不要怕他人產生誤會。否則，若是延誤病情，那就非常不值得了。

◆淋巴癌（lymphoma）

淋巴癌是一個全身性的疾病，只要有淋巴的地方，都有可能長淋巴癌。若是在泌尿系統的淋巴結中長出的淋巴癌，就有很大的機會是由泌尿科醫師診斷出來。

譬如說，在膀胱裡面長了一顆腫瘤，醫師可能在做完手術的切片之後，發現原來不同於一般所認知的表淺性膀胱癌或是侵襲性膀胱癌，而是一個淋巴癌；又或者是腎臟上面長了一顆腫瘤，進行切除之後，發現它不是所謂的腎細胞癌，而是淋巴癌。因為淋巴遍佈全身，身體上任何有淋巴的器官都有可能會產生淋巴癌，因此也可能在泌尿系統中現出蹤跡。

淋巴癌的切除，只是為了拿到病理診斷，後續的處理則是化療。淋巴癌的種類雖然多，經過化療都可以有良好的復原成效，所以千萬不要放棄治療。

疾病	症狀	治療手段
腎細胞癌	早期：無症狀 晚期：疼痛、血尿、腰部腫塊	手術切除或標靶治療
腎嗜酸細胞瘤	幾乎沒有症狀	手術切除
腎血管 肌肉脂肪瘤	幾乎沒有症狀，但若瘤長得很大，可能會破裂出血，造成腰痛，甚至有血壓下降的情形	手術切除或血管栓塞
腎囊腫	若體積大可能因為壓迫造成疼痛	定期追蹤，惡性才需要手術切除
腎尿路上皮癌	血尿，但不太會產生頻尿	手術切除、放射治療、化學治療、免疫療法
輸尿管 尿路上皮癌	血尿，但不太會產生頻尿	手術切除、放射治療、化學治療、免疫療法
表淺性膀胱癌	血尿、頻尿，易復發	手術刮除，需定期追蹤
侵襲性膀胱癌	血尿	手術切除、放射治療、化學治療、免疫療法
早期攝護腺癌	幾乎沒有症狀	追蹤、手術切除、放射治療

晚期攝護腺癌	幾乎沒有症狀到骨頭疼痛	荷爾蒙治療、化學治療、免疫療法
睪丸癌	陰囊腫塊	先手術切除，再根據結果判斷是否加上化學治療或放射治療
陰莖癌	陰莖潰瘍或腫塊	手術切除、放射治療、化學治療
淋巴癌	幾乎沒有症狀	手術切除、放射治療、化學治療

當癌化細胞吹起號角，準備攻入泌尿系統時，如何好好面對並處理是相當重要的一件事。透過上面的介紹之後，相信大家對於各種泌尿道腫瘤有了更深的了解。

隨時注意身體所給予的警訊，發現問題，積極配合治療，不需要過度捕風捉影，一旦導致治療的黃金時間受到拖延，反而使情況更加嚴重，可就得不償失。

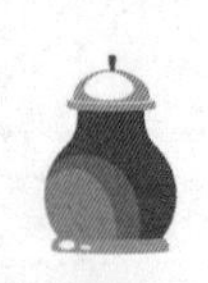

04

驚爆！血色危機——令人大驚失色的血尿

血尿的原因眾多，仔細分析自身狀況後就醫檢查，或許只是一場誤會，也有可能幫助自己早期發現問題，盡早治療痊癒。

醫學進步之下，造就了ＰＳＡ的發現，同時也為癌病治療透出一線曙光。

結束一天的疲憊，回家後痛痛快快進了廁所解放，卻意外看見馬桶中的一池血色，心裡不禁害怕起來——難道得了什麼重病？該不會命不久矣？

第一次發現自己有血尿情形時，許多人內心可能都會閃現這樣的念頭。什麼因素會導致血尿產生？發生血尿時，又要如何應對？這些日常中的健康常識，不容我們忽視！

血尿不可怕，最怕你忽視它！

很多初期腫瘤確實會有血尿的症狀，但是從所有可能造成血尿的因素來看，由腫瘤造成的比例並不高，大部分是因為結石或感染所造成。

血尿本身並不可怕，可怕的是發生了，卻不去理會它，一旦腫瘤是造成血尿的主因，便很可能因為疏忽，而錯失早期發現的契機。

根據病人的年紀、血尿發生的時間長短、是否伴隨其他症狀，甚至是服用過哪些藥物，這些都可能成為協助判斷血尿發生的原因，例如很多病人平常有服用預防中風的藥物，或是抗凝血藥物等，都可能造成血尿的情形。

另外，台灣近年來盛產火龍果，相當受到大眾歡迎。不知道有沒有發現，吃太多火龍果也會使小便看起來偏紅，於是常常造成民眾的誤會，以為是血尿或身體發生了問題。一旦注意到身體可能發生異常，經過詳細檢查之後，如果確定是藥物導致或只是誤認，那麼就不用太過擔心了。

除了血尿之外，關於疼痛、腫塊、生物指標、下泌尿道症候群，也是一樣的道理，造成它們的原因非常多，癌症僅僅只是其中之一而已。很多早期癌症可能顯現出上述症狀，所以當有這些症狀的時候，應該要就醫去做詳細的檢查，檢查完之後，如果沒有事就應該要放心，不要太過提心吊膽。

腫瘤指標總體檢——什麼是PSA？

生物指標是現代科學發展出來的一種醫學科技，簡單來說，就是找出代表疾病的一種標記方式。

醫學專家們發現在特別的細胞，或是特殊的疾病案例中，病人血液中可以測到一些特殊的蛋白質或小分子，這些就叫做「生物標記」，可以經由測量生物標記，得知病人是不是生病了，了解疾病進展的情況，甚至可以預測病人的疾病經過治療之後，可能出現什麼樣的走向。

如果採用「股票市場」來類比，當中也有一些所謂的訊號，例如什麼時候會漲、什麼時候會跌，這些就是「股票標記」。身體裡面自然也會有一些標記，告訴我們什麼時候可能要生病了，或是什麼時候病會變得更嚴重，這就是所謂的「生物標記」。

但是生物標記也有侷限性，這些標記就跟股票市場裡面的訊號一樣，並非百分之百準確。

打個比方，當我們聽說很多人搶買某支股票，像是一個即將大有漲幅的訊號，理論上雖是如此，實際上股票最後卻跌了；生物標記也是一樣，也有可能看起來偏高，理論上代表得了某種病症，事實上卻沒有。

泌尿系統裡面有一種生物標記，就是攝護腺特異抗原（PSA）。PSA的指標性和預測性都很強，但仍舊不是百分之百準確，只是相對於其他的生物標記預測性顯得格外出色，所以被大量使用。透過抽血檢查PSA，可以確認病人「是否有罹患攝護腺癌的風險」；或者是對攝護腺癌的病人抽血之後，可以藉由偵測PSA的變化，來評估治療的效果。

關於PSA的判讀與意義，在我的前一本書《說不出口的「泌」密：一本大獲全「腎」療癒實錄》也曾經提及，相當多的科學家投入PSA的研究，裡面也有來自台灣人的貢獻，正是由王敏昌博士所純化出來的成果。

在所有的檢測中，PSA算是準確性很高的一項腫瘤標記，但是需要再次強調，如同股票市場的指標一樣，雖然具有準確性，仍舊「不代表百分之百」！這些指標都只是用來作為事先預測，或是決定要不要做切片的依據，最後還是要依靠病理切片跟病理診斷，只有病理診斷才能作為最後的判定。

根據PSA檢測結果，如果數值小於四，癌症機會很低；數值大於四，癌症機會相對比較高。所以PSA大於四的病人，醫生通常會建議做切片詳細檢查，這是生物標記

ＰＳＡ使用的一個大原則。若是一個病人ＰＳＡ是四．一，是不是表示風險特別高？倒也不一定，應該評估整體的變化，比方說患者十年前的ＰＳＡ是四．一，十年後依舊還是四．一，便不需要太過擔憂。

總歸來說，這些標記都只是參考數字，僅僅只是治療的依據而已。

人們常有一個盲點，就是太看重這些數值的變化，而忽略了身體實際的狀況。事實上，醫師也要留意到病人才是治療的重點。任何治療都是建立在為了讓病人的生活品質更好，讓身體機能維持在不錯的狀態，有時候即使指標有了變化，若是病人的身體狀況不錯，那麼就不用太在意，不需要因此而影響到自己和病人的心情。

因此，時時留意身體發出的警訊，盡早就醫、檢查並進行治療，才能真正有效預防癌病。

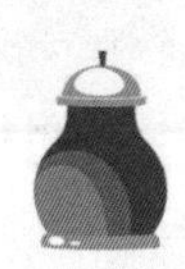

05 從泌尿腫瘤開始，了解罹癌關鍵原因

癌細胞有什麼異於一般細胞的地方？惡性腫瘤是不是由良性惡化產生？良性和惡性的差別又在哪裡？對於癌細胞和腫瘤的種種問題，一起揭開這層厚重的神秘面紗。

腫瘤分為「良性」和「惡性」兩種，如果身上長的是良性腫瘤，自然就不用太過擔心，若是惡性的話，就要趕快就醫，並且接受治療。

為什麼身體會產生惡性腫瘤？癌症又是怎麼引發的？接下來便要逐一探討。

人體如何生成癌細胞？

每個人都害怕體內存在著兇猛的癌細胞，然而，對於這個可怕的敵人，我們又認識多少？癌細胞並非憑空出現，一樣是從健康的細胞轉化而來，但癌細胞是如何在人體內生成的？又會對人體造成什麼傷害？

◆第一個觀念：癌細胞怎麼來的？

首先，要先知道什麼是癌症？什麼是癌細胞？

人體是由細胞所組成，一個人身上的細胞數大概是三十七兆，整個地球的人口約七十四億，亦即一個人身上的細胞數目大概是地球總人口的五千倍。如果用這個單位來看人體的話，人體中的細胞數量那麼多，多少都會有一些出錯的狀況，就如同地球上這麼多人之中，一定會有一些是好人、一些是壞人。

一般而言，細胞不會永生不死，和地球上的人類一樣，細胞會不斷地代謝，經過一定的時間，就會有一定的細胞死亡，再產生新的細胞，如同人類，必定經歷出生、死亡，不斷地循環與代謝。

理論上，每個細胞的生長跟死亡，都是在一個固定流程之下進行：細胞裡面有染色體或基因等遺傳等物質，它們就像是一種指令，每個細胞依照內建的指令出生、工作、進行功能和死亡。

這時候問題就來了，當身體裡面的細胞在不斷代謝的過程中出錯了，本該照原來的計劃運作，但是卻沒有，就變成了所謂的「出錯的細胞」。但是出錯的細胞不一定就會變成癌細胞，當發現細胞出錯，身體裡面會有一些機制去修正這些錯誤的細胞，如果能夠修正回來，細胞就會回復到正常的樣子；如果修復失敗，身體中存在一種淘汰機制，那些修復不好的細胞，就會讓它自己凋亡，或者藉由免疫系統將其去除。

然而，身體裡的細胞是地球人口數的五千倍之多，在這些細胞中，如果有一個在不斷變化的過程中出了錯，沒有被修正回來，也沒有被淘汰掉，繼續在體內生長下去，就有機會變成癌細胞，以上就是「癌化」的過程。

細胞代謝出錯的真正原因，目前尚不清楚，但是細想之下，地球上那麼多的人都有可能會出錯了，身體裡的細胞數目又是地球人口的五千倍，當然「非常可能」有出錯的機會。

問題在於，身體裡面本來就有一些機制，可以讓出錯的細胞回復正常；如果無法回復正常，這個出錯的細胞就會被消滅掉，一旦連這些機制也面臨失效，或者是失控的狀態，癌細胞就有可能悄無聲息地逐漸成長。

根據上述原因，大部分癌化、癌症的產生有著多重因素，不會單純只是因為一個地方出錯、一個除錯系統沒有運作，或是一個檢查系統失去功能，就讓正常的細胞轉變成癌細胞。

◆第二個觀念：數字

身體的細胞數目是地球人口的五千倍，這是一個非常龐大的數字。

如果單論身體裡的一顆細胞，其實只是滄海一粟，完全沒有意義；如果是十顆、一千顆？依舊沒有意義。基本上，真正要達到看得見的惡性腫瘤細胞，在體內癌細胞至少要累積到十億顆以上，才有可能顯現出來。

畢竟身體內有三十七兆的細胞，十億個以下細胞的體積，還是很難被人們自行察覺出來。

謝醫師的
健康揭「泌」

・關於十億個細胞的根據

根據發表於二〇一三年 *Annals of Human Biology* 雜誌一篇研究 *Annals of Human Biology 2013 Nov-Dec;40（6）:471.*，人體約有 3.72×10^{13} 個細胞（三十七兆兩千億）

根據發表於一九七五年 *Cancer* 雜誌的一篇研究 *Cancer. 1975 Jan;35（1）:98-110*），一公克的腫瘤（或是說，一立方公分的腫瘤）約有 1×10^{9} 個細胞（十億）。

以上這些細胞數目資料，都是被廣泛接受的數目。不過，近年來，科學家也透過各式各樣的研究工具，希望能得到更精準的數目。如發表於二〇〇九年 *Cell Cycle* 雜誌的一篇研究 *Cell Cycle. 2009 Feb 1;8（3）:505-6*，也對此提出討論。

不過，本書所提出的這些數字，主要是要為了讓讀者知道「比例」，而不是斤斤計較於「真實的數目」。畢竟，真實數目的計算非常複雜，也不是這裡所要探討的重點。

既然明白身體需要如此大量的癌細胞集結，才會成為「能被觀測到」的惡性腫瘤，這也就是為什麼很多醫學上的案例顯示，就算把病人的腫瘤細胞切除，身體透過電腦斷層或各式各樣的檢查，也都找不到癌細胞，但是若我們從血液裡面仔細地分析，其實還是會看到幾顆癌細胞。

不過，這幾顆癌細胞實際上已經不會對身體造成影響，因為只是龐大三十七兆中的少數幾顆，起不了什麼太大的作用。

停看聽，癌細胞十種致命特性

隨著科技與醫學的進步之下，癌細胞的神秘面紗也慢慢地被揭露開來。二〇〇〇年，根據 *Cell* 雜誌發表的一篇研究文章 *Cell 2000; 100: 57-70.* 裡面認為癌細胞大致上擁有六大能力：

◆第一個能力：癌細胞缺少正常的指令也能夠生長，亦即它不受控制。

◆第二個能力：一般的細胞增長太多的話，旁邊的細胞會發出指令叫它不要再長，然而癌細胞不會理會旁邊細胞所給予的停止生長指令。

◆**第三個能力**：理論上，細胞到一定時間會自我凋亡，但癌細胞可以逃避掉自我毀滅的能力，所以不會死亡。

◆**第四個能力**：當細胞不斷生長，就需要有更多血管輸送養分，癌細胞可以讓附近的血管新生，再長出一條新的血管，來到它的附近供給養分。

◆**第五個能力**：癌細胞是永生不老的，它失去了細胞老化控制的機制，所以變成了一個永生的細胞，事實上我們在研究人類壽命時，很多現象也是從癌細胞上觀察而來。

◆**第六個能力**：癌細胞會擴散、侵犯到別的組織，具有轉移能力，這也是它最厲害的特性，就算換到了別的地方，還能夠繼續生長。

基本上，人體細胞只會在原本所處的地方，譬如口腔細胞就只能在口腔生長，如果跑到了肝臟就不會繼續生長；但是如果口腔細胞變成的癌細胞，離開了口腔，到了肝臟後，還是會生長。

癌細胞如果不會轉移，只在同一個地方生長，自然比較容易對付處理，因此第六種癌細胞特性——能夠到處流竄的能力，才是最可怕的一件事。

這也就是為何治療口腔癌時，就算把口腔裡所有癌細胞都清除乾淨了，卻可能有一部分已經跑到血液、淋巴裡面，而無法深入到血液或淋巴將它徹底清除。

以上是西元二〇〇〇年，醫學期刊報導中提及的癌細胞六大能力。但是，過了十年，作者再次發表一篇研究文章 *Cell 2011; 144: 646-674*，告訴我們癌細胞其實除了六大能力之外，還有當時沒能發現，如今才確立出另外四項能力。

◆**第七個能力**：癌細胞可以在極低濃度的氧氣下生長。一般正常細胞在缺氧的狀態下就會死亡，但是癌細胞不會，也能夠繼續存活，因此低氧治療對癌細胞沒有幫助，無法使其邁入死亡。

◆**第八個能力**：癌細胞能夠脫離免疫系統的調控，一般身體的免疫系統在發現細胞已經變得和正常細胞不同的時候，免疫細胞就會前去攻擊、摧毀，但癌細胞卻可以欺騙免疫系統，甚至可以告訴免疫系統：「我是正常的，你不可以來攻擊我！」

不僅如此，甚至發現癌細胞還會利用免疫系統幫它做事，等於是跳脫了一般細胞的能力，甚至更為強悍，不但做到自我保護，還可以發號施令。

◆**第九個能力**：癌細胞的遺傳物質是不穩定的狀態，舉例來說，如果正常的 A 細胞分裂，一樣是變成 A 細胞，裡面的遺傳物質和訊號不會改變；但癌細胞會不斷變化，甚至可以改變自己的部分遺傳物質和訊號，它的不穩定就會令治療變得更加困難與棘手。

以人類為例，假設我們認為壞人都是高個子，便可以設計一些手段專門攻擊高個子，當癌細胞被認為是高個子，它便會運用變身能力化身矮個子，而這個矮個子也是癌細胞，自然就能逃過辨認系統，任何針對癌細胞攻擊的設計就會失效，這也是為何目前很多針對癌症治療的方法，到了後來都會遇到瓶頸。

理論上，一個正常細胞產生十個細胞的時候，十個細胞會是一樣的狀態，癌細胞卻會改變自己下一代的樣子，雖然本質上還是癌細胞，但因為改變了樣貌，原先設計的治療策略可能就會失效。

◆第十個能力：癌細胞促進發炎反應，一般來說會引起免疫系統的關注，並前往清除。但癌細胞促進發炎反應的時候，反而利用發炎反應，不斷地擴張自己的地盤。

當我們對癌細胞認識越多，就越明白腫瘤細胞的可怕，同樣地，這裡要再次強調，細胞癌化的過程並非單一因素，不會因為接觸到致癌物，細胞就馬上癌化。當身體的檢查和免疫系統都正常的情況下，病變的細胞自然會被修正或予以摧毀。

只有那些發生病變，又不能夠被修正和摧毀的細胞，繼續存活下去，才會進而誘發癌症。

謝醫師的
健康揭「泌」

•致癌物一定會導致癌症產生嗎？

一般而言，可能造成癌化的東西就叫做致癌物質，若是廣泛來說，天下萬物都是致癌物，甚至氧氣也是，因為沒有氧氣，癌細胞便無法存活。因此，不需要如此廣泛定義它，在明確狀態下，假使處於一定濃度或長期暴露其中，因而導致細胞產生癌化現象的事物，便稱為致癌物。

再次強調，癌症不只導因於致癌物的暴露，所以，不需要將致癌物看得太嚴重，認為一經暴露就必得癌症，但若可遠離致癌物就應盡量遠離。有些人時常接觸致癌物卻毫不在意，有些人則不小心碰到一點致癌物，就彷彿明天會得到癌症，這兩種心態都非常不健康，應該以正確態度面對。

癌症的分類——固體器官與血液型態

直到現在，癌細胞都不是一個容易治療的疾病，當我們正視敵人，知道敵人的狀態後，進而明白有哪些武器可以用來對付它，否則很容易因為低估敵軍而失敗。

癌症大致可分成兩大類：第一類是成長於固體器官的腫瘤，例如肝癌、肺癌、攝護腺癌；第二類是血液型態的腫瘤，諸如血癌、淋巴癌，例如白血球若變成癌症就是所謂的血癌，因為白血球遊走於全身，沒有固定在一個地方，淋巴細胞亦是如此，屬於血液狀的腫瘤。

對於第一類成長於器官的癌症，有幾項可供運用的治療方法：假如癌細胞存在於在器官裡面，可以透過手術將器官切除，也可以使用高能量摧毀、低溫冷凍、輻射線照射等；若癌細胞充斥全身，例如第二類血液型態的腫瘤，可以透過化學藥物、標靶藥物進行治療，以及採取免疫治療促進免疫細胞，或讓免疫細胞進行攻擊，如今也發展出細胞治療，訓練特定細胞攻擊癌細胞。

因此，面對來勢洶洶的癌細胞，我們的手上也有那麼多不斷進化的武器，可以進行有效的抵禦。

「醫師，這些治療會不會很麻煩？」有些病人可能會擔心，到底該手術切除？還是採用化學治療，基本上，針對不同癌別和症狀需要有各別化的治療，若有各種醫療問題需要和主治醫師詳細溝通，再評估最適合自己的方式。

癌症分類	位置區別	相應身體的癌別	治療方法
第一類	固體器官的腫瘤	肝癌、肺癌、攝護腺癌	透過手術將器官切除、高能量摧毀、低溫冷凍、輻射線照射等
第二類	血液型態的腫瘤	血癌、淋巴癌	透過化學藥物、標靶藥物、免疫治療、細胞治療等

腫瘤就是癌？──何謂良性？何謂惡性？

關於癌細胞的十種致命能力，如果發現只符合其中一項──「不斷生長」的特性，這樣是否也稱作「癌」呢？

醫學上，把這種情況認定為「良性腫瘤」，唯有那些會不斷生長、轉移、侵入其他組織的細胞，才被認為是「惡性腫瘤」，亦即傳統上所謂的癌症。

在任何地方都可能產生良性腫瘤，但是它不會轉移，也不會侵入別的組織。大部分的良性腫瘤不會對生命造成威脅，但還是可能會產生某些問題，當它在一個地方不斷地生長，不管怎麼樣就是清除不乾淨，需要不斷地接受治療，導致病人的困擾。但是，一般來說，良性和惡性所造成的問題，還是有程度上的差別，良性腫瘤雖然也是一種疾病，只是沒有惡性腫瘤這麼可怕。

良性腫瘤是否可以切除，需要依據生長位置加以判定，比方說有一顆長在腦部的良性腫瘤，理論上可以不用切除，但是長在腦子裡有可能會壓迫到某條神經或血管，若不移除的話，萬一壓迫到神經或血管，也會造成衍生問題，因此還是得透過手術切除；又比方說位於腎上腺的良性腫瘤，雖然屬於良性，體積也不大，但它卻分泌了一些內分泌物質，造成病人高血壓或內分泌錯亂，這種情況也需要透過手術切除治療。

基本上，良性不會變成惡性，兩者最大的分界點在於惡性腫瘤細胞必須具備上述十種能力，如果只具備其中幾項，只會認定是良性腫瘤。當然，良性腫瘤還是一個疾病，不可隨意輕忽。

若是經過一段時間後，在原先良性腫瘤的同一個位置上，又發現了惡性腫瘤，一般不太容易釐清是從原來的良性轉變成惡性，還是再長出一個惡性腫瘤，除非在整個過程中，病人都有經過良好的追蹤，才能夠確知這個惡性腫瘤究竟如何出現。

以上提及了癌細胞的各種性質、特徵，以及良性和惡性腫瘤的差異，未來無論是自己或家人、朋友遇到類似問題時，就可以不那麼驚慌失措，在面對癌細胞的攻擊時，可以清楚知道自己擁有哪些武器，能夠不畏懼地成功消滅癌細胞，讓身體回復健康。

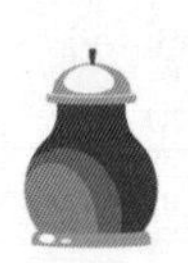

06 癌症，一種難捱的病症？

「早期發現，早期治療」是癌症治療上的最大準則，學習面對自己的病症，積極配合治療，同時預防疾病轉移或復發。

生老病死乃人之常事，如何接受或預防，都是終生需要好好再學習的功課。

癌症，正如其名，是一種難「捱」的病症，無論是身體或心靈都需要好好調整，才能度過艱辛的治療時光。

實際上，癌症並非無藥可救，但千萬不可對癌症一無所知，俗話說：「知己知彼，百戰百勝。」當我們足夠瞭解對手的可怕之處，也需要掌握後續——該用什麼心態，面對來勢洶洶的癌細胞，以及治療的黃金時機。

老話一句：早期發現，早期療癒！

一旦發現有一個一公分的腫瘤時，事實上都代表它已經累積到至少十億個以上的細胞了。

雖然一直強調著癌症要「早期發現，早期治療」，但直到現在，能夠做到「早期發現」，其實仍有一定的難度。以一公分的腫塊來說，若是看體積，是夠早期了。可是，以「十億顆癌細胞」來說，這個「早期」並不算早了。

首先，目前無法得知需要多少時間，才能生成十億顆以上的癌細胞，我們也很難有機會觀察到這個發展現象；再者，以目前的科技來說，不太可能做到在癌細胞生成數千顆時，就發現癌細胞的存在。科學家們也希望，如果能夠掌握偵測微量癌細胞的技術，未來就能做到癌症的提早診斷。

還有一種情況，有些人的身體內可能潛在一些少量癌細胞，但終其一生沒有被檢查出來，最後死因也不是因為癌症，這樣的情況並非少數。因此，身體是否被檢查出癌細胞，與這個人的生命長短，也就沒有太大的關係了。

所以，關於體內有沒有癌細胞，也就不是絕對重點。如同我們不可能處在一個完全無菌的環境中一樣。重點在於，這些癌細胞有沒有造成身體機能和器官運作的問題。

也許此刻，我們身上已經有細胞正在變成癌細胞了，但因為免疫系統的存在，馬上發現到癌細胞，迅速將其摧毀了。這時候，這些癌細胞也就不會造成身體危害。

有些癌細胞因為長在某些明顯的器官，有可能被早期發現，例如有一種長在皮膚上的惡性腫瘤叫「黑色素瘤」，因為長在表皮，很容易被發現。但如果長在脖子後面，就不容易被注意到了。

此外，以泌尿系統來講，大部分膀胱腫瘤的癌細胞都長在膀胱裡，每天都有尿液不斷進行沖刷，很容易造成血尿。若有血尿問題，病人就可能早期發現、早期就醫；或是男生的睪丸垂在身體外面，就有可能在早期摸到不明腫塊，進而發現睪丸癌。

然而，有一些器官因為長在身體裡面，譬如胰臟腫瘤、腎細胞癌長在身體內腔，加上沒有明顯症狀，相當不容易察覺。不過，透過超音波的照射之下，可以看見腎臟是否長有腫塊，進而發現是否罹患腎細胞癌。但胰臟不容易被超音波照到，因此胰臟癌更難被診斷出來。

晚期，並非無藥可醫！

癌症通常分為早期和晚期，所謂晚期癌症是指已經侵犯到別的器官，亦即「轉移」——癌細胞跑到不同的器官，並在不同器官表現出症狀。

以攝護腺癌來講，早期的攝護腺癌根本沒有症狀，但攝護腺癌很容易轉移到骨頭，當它轉移後，病人就診通常不是攝護腺的問題，而是因為骨頭疼痛、腰痠背痛等問題。經過一系列的檢查，這才發現攝護腺癌已經轉移到骨頭了，也才診斷出攝護腺癌。

不同癌症的晚期階段，會因侵犯到不同器官，而有不同的症狀表現，若是侵犯到骨頭，有可能產生骨頭疼痛或病理性骨折；侵犯到肝臟，可能造成肝功能損壞。

不過，晚期癌症並非無藥可醫，「分期」只是醫生為了治療上而做的分類，目的在於決定治療方式，以及與其他醫療人員的溝通紀錄。

透過分期，與同一類病人一起比較治療結果，才能夠明白哪一種方式最有療效。也就是說，並不是早期癌症就一定比晚期癌症好，有些早期癌症也很棘手，有些晚期癌症其實很好處理，因病人的各別情況而有所不同。其實，只要好好與醫師配合，早期或晚期癌症，都可以妥善治療。

理性面對癌症，具備正確觀念

對病人而言，應該要在意的是：「到底還能不能被治療？」換句話說，病人其實不太需要擔心自己得了什麼病，而是得了這種病，到底有沒有辦法醫治？

如果可以被治療，就算聽起來是很可怕的病，又有什麼關係？如果無法被治癒，即使聽起來一點都不可怕，反倒是更需要擔心的事吧。

面對自己的疾病狀態，不用過於害怕，仔細和醫生討論後，確認接受什麼樣的治療？會有怎麼樣的治療效果？後續便聽從醫囑、好好配合，遵循正規的治療方式，才是比較實際的作為。

當我們知道自己的病情和症狀，只要有藥物可以對症治療、可以被控制，就不需要自己嚇自己。

當醫生宣告罹患癌症的消息時，事實上都是以持平的態度論述。然而，聽在病人的耳裡，自是大不相同，彷彿千斤頂往心頭一撞，當下比較難以保持理性。

因此，希望藉由本書所傳遞的醫病觀念，讓大家知道消息或診斷病名都只是「中性名詞」，並不代表好與壞，真正重要的是，到底可不可以被治療？治療有沒有效果？才是後續抗病療癒的關鍵。

轉移與復發，罹癌者最怕的事

「醫生，怎麼辦？之前治療的部位好像又腫起來了？」

癌症病人的治療就算告一階段，後續也要好好配合追蹤，萬一真的出現癌症復發或轉移情形的時候，才有機會在早期就偵測出來，在比較早的時間投入治療，就能獲得良好的控制。

癌症最怕的便是轉移與復發，癌細胞本就不是一個容易對付的敵人，換個角度思考，以現今的醫學來說，如果病人開始擔心可能復發或轉移，事實上都是因為治療狀況良好，才有餘力來討論後續的這些事情。

至於後來長出的腫瘤，是復發？還是轉移？同樣只是一個分類名詞的概念，醫生根據這些狀況給予治療。

癌症的產生非單一原因，同樣地，本來就不可能經過僅僅一次的治療，就全部一網打盡，既然身上這些問題沒有獲得妥善解決，再產生第二個癌症，或者癌症再次捲土重來的機會，就勢必會存在，絕不該掉以輕心。

回過頭來說，進入癌症醫療的層面，如何治療是醫師需要判斷的事情，我們更應該把重點放在——癌前預防與治療後的照護與保養上，讓自己保持健康，遠離癌病的危害。

人的一生不外乎生老病死，就算沒有癌細胞的侵襲，最終還是會走向死亡，只是選擇了不同的方式邁向前路。

生死大事，不再是禁忌的話題，然而在生病的階段，如果能夠讓疾病獲得良好的治療與控制，當然就可以減少不必要的痛苦；假使疾病最後進展到無法控制的地步，我們也要明白生老病死是必然的階段，此時該學習調適心情，或是在身體還很健康的時候，就要理解這件事情，才能真正落實「善生善死」，不虛此「身」。

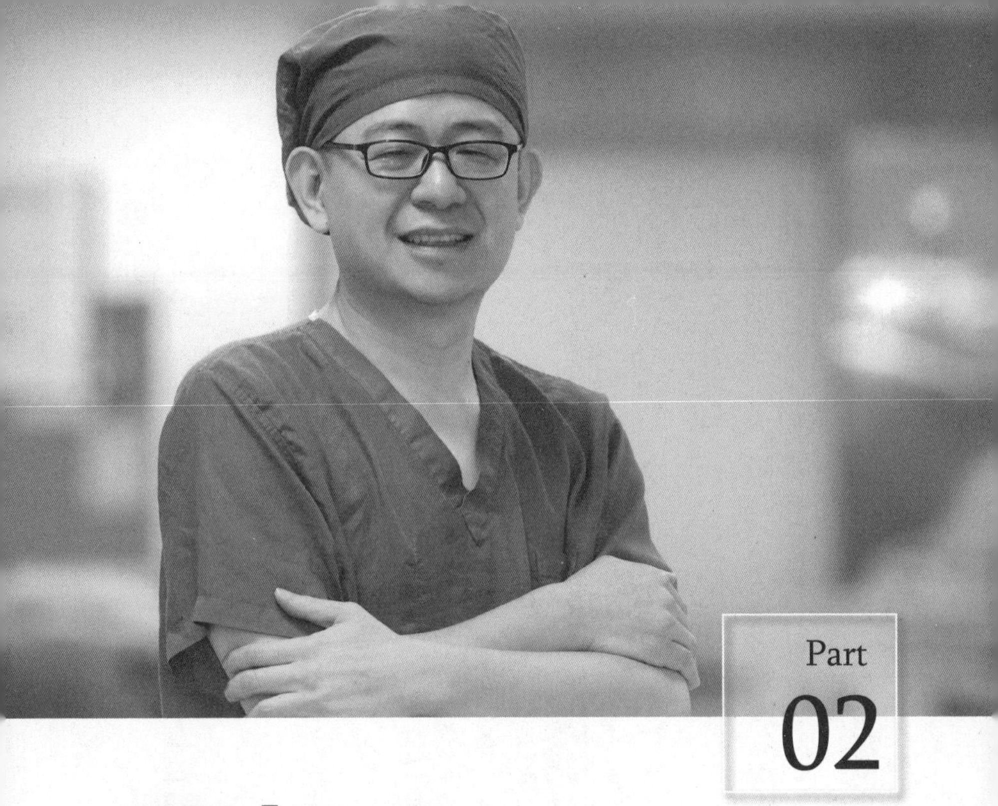

Part
02

掀開「泌」密——關於腫瘤治療，你該知道的癌前檢查

正所謂「知己知彼，百戰百勝」，要進行腫瘤治療前，也應該先掌握敵人的情報，才能夠對症下藥。

隨著科技的進步，癌前檢查分為許多種類，有侵入性、非侵入性，有些可能曾經聽聞，有些則沒有。如果能找出最有效且適合的檢查方法，無疑為自己增加了一件利器，能更快速有效地殺滅腫瘤。

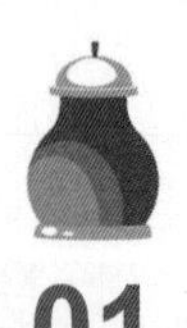

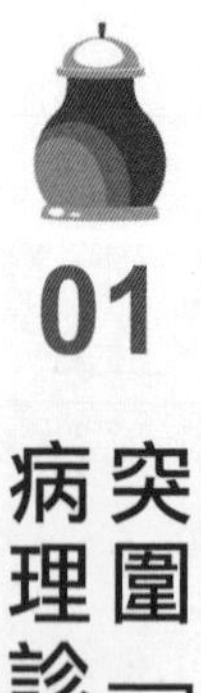

01 突圍「泌」不透風的防線——病理診斷

一個疾病需要經過反覆追蹤診斷，才能了解每個時刻的狀態。

若要將疾病從身體內完全驅逐，第一線和病人接觸的醫師要花費心力進行治療，協助病理診斷的病理科醫師，也具有不可忽視的功勞。

「為什麼醫生和上次說的不一樣？」、「不是已經確定疾病是什麼了，為什麼還要進行這麼多檢驗？」因為生病而接受治療的病人們，或許都曾經出現過這些疑問，不但讓病人飽受煎熬，也會喪失對治療的信心。

但是，千萬不要妄下斷言！一個疾病的治癒過程必須經過反覆的診斷及檢驗，不要質疑醫師的專業，應配合每個階段的治療，才能快快脫離病魔的掌控。

病理診斷，到底是什麼？

關於醫學上的分科，以及各科需要做的事情，為了讓大家進一步瞭解，這裡以簡單的「問題連連看」來對應呈現：

「什麼都知道，什麼都做不了！」——神經科醫師

「什麼都不知道，什麼都做！」——外科醫師

「什麼都知道，什麼都不做！」——精神科醫師

「什麼都知道，但不管做什麼都已經太晚了！」——病理科醫師

其實這是一個很早以前的笑話，配合時代背景，清楚描述出各科醫師的工作與侷限。

過去的時代，醫療、儀器、科技遠遠比不上現代進步。腦神經是很複雜的系統，神經科醫師雖然具備很多知識，但受限於以前的科技，無法好好地進行治療，所以才會「什麼都知道，什麼都做不了」；外科醫師被說是「什麼都不知道，但什麼都做」的原因，實際上也是因為以前的科技不夠進步，有些案例根本不知道要怎麼治療，能夠想到的，就是把病灶切除或拿掉。

「什麼都知道，什麼都不做」，當然也是因為在當時的時代背景中，對於腦神經科學不夠瞭解，於是精神科醫師就會被認為：「其實你不知道人為什麼會產生精神疾病，當然你也做不了什麼。」不過這些觀念大概都是二、三十年前的事，現在已經不能一概而論。

但其中最貼切的，是關於病理科醫師的這句話：「什麼都知道，但不管做什麼都已經太晚了。」因為病理科醫師可以拿到病人的組織，運用顯微鏡觀察，並使用特殊的染色，以現在的科技來講，他們甚至還可以做到分子生物學的檢驗，所以可以知道病人到底是哪裡的細胞、組織出了問題，確認病人得到什麼疾病。

但是，通常拿到組織，就代表疾病已經發生了，或是在不得已的情況下已經切除病灶。因此，才會說病理科醫師是「什麼都知道，但是不管他做什麼，都已經太遲了」，因為拿到的組織，必定來自於一個已經生病的人。

病理診斷，一槌定音？

病理診斷才是真正確的診斷，即所謂的一槌定音。

在進行病理診斷之前，會先產生很多的診斷，就像我們去醫院，醫生一開始給予的診斷可能是如此，後來卻有所不同，有時候患者會搞不清楚為什麼醫師的診斷變來變去。

事實上，因為最終的診斷是病理診斷，在沒拿到病理診斷之前，所有診斷都有可能錯誤或不確實，隨著疾病的演變過程，在不同階段中，看到疾病的不同表現，我們就會認為它可能屬於某一種疾病，但事實卻不盡然如此。

若是用「錯誤」這個詞描述過程中的診斷，並不太合適，應該說「不一定確實」，有可能會再改變，所以最後的診斷一定是病理診斷，只是在得到病理診斷之前，醫師會用各種方式進行判斷，並為病人做出癌別分類，才會知道應該給予什麼樣的治療。

沒有病理診斷之前的診斷，在臨床上應該被稱為「臆斷」，或者是醫生猜測的疾病，只是隨著科技進步，加上醫師個人經驗累積之下，有些在沒有病理診斷之前的猜測，其實已經八九不離十。

因為上述原因，大家需要仔細瞭解什麼是病理診斷，以及病理診斷的意義。真正的病理診斷，需要將生病的組織拿出來，並進行檢查化驗。有些病症在病理診斷之前，可能沒有相應症狀，譬如發現病人的攝護腺特異抗原升高，其實不代表一定是攝護腺癌，只能說在這種情況下，需要懷疑他得了攝護腺癌；至於病人罹患攝護腺癌的機率有多高，會視PSA的高低、醫生對病人檢查的結果，以及醫生觀察病人PSA變化的情形，來判斷得到攝護腺癌的機會有多高。

但是，要知道病人是不是真的罹患攝護腺癌，一定得拿出攝護腺上的組織給病理科醫師化驗，一旦病理科醫師發現組織裡面確實存在癌細胞，才能診斷為攝護腺癌，否則在那之前，只能說因為攝護腺特異抗原升高，所以「懷疑」是攝護腺癌。

其中，抹片檢查、黏膜組織或做切片，也是病理診斷的一種形式。最詳盡的病理診斷，當然是將整個組織取下化驗，這才是真正不會導致掛一漏萬的診斷，但這件事情有操作上的困難性。

例如醫生懷疑病人罹患攝護腺癌，但開刀前最多也只是用針做切片檢查；切片檢查其實也只是取樣，有時候腫瘤如果不大，取樣時剛好沒取到腫瘤的組織，就無法透過病理診斷確認為攝護腺癌。

雖說如此，但不可能在只是懷疑的情況下，就將整個器官取下做切片檢查，這也是一般診斷上的侷限。要確定病人是否為癌症，一定要取得病理組織，才有辦法下正確的診斷。

病理學的起源——顯微鏡發明

病理診斷之所以可行，首先要先有顯微鏡。在顯微鏡下，我們看到不同細胞的組織狀態，進而得知它是什麼，醫學就是以此方法不斷累進下來，靠著這些科技的發展，現在的醫學才如此進步。

如今的內科醫師若存活於中古世紀，可能就會當成巫師、法師了；而外科醫生若也存在於當時，做的事就像是奴隸或者理髮匠，因為那時候根本不清楚人體是怎麼回事，對於治療上也無法有妥切的方法。

十六世紀末期，荷蘭人詹森（Zacharias Janssen）在發明與製造出顯微鏡之後，當初是拿來觀察昆蟲、一些日常的物品，之後虎克（Robert Hooke）在顯微鏡下，看到軟木塞上面一格一格的細胞壁，將之稱為「細胞」。

細胞是組織各種生物的最基本單位，經過眾人不斷研究，才知道虎克看見的是植物細胞，而動物另有動物細胞。動物細胞中每個器官的細胞又長得不一樣，兩者並不相同。

發現細胞後，不斷地一代代累積知識，才慢慢發展出這門科學，透過顯微鏡看人體的各種組織由不同細胞組成，逐漸了解怎樣的細胞是正常的，怎樣的細胞是病變的，以及在不同病人身上，可能會看到怎樣的細胞變化。

隨著時間慢慢演化後，才產生了現在的「病理學」，有所謂的「病理科醫師」；現代醫學逐漸完備，我們才知道一個人會生病，是由於細胞發生了病變，因而造成人體的生病。最重要的是，究竟應該如何治療，才能將這些生病的細胞變回好的細胞？

簡單來講，癌細胞會長得歪七扭八，不如正常細胞般規律和漂亮，且一般細胞在沒有分裂的時候，其實是看不到染色體的，癌細胞因為常常需要分裂，染色體就容易被看見。一般而言，正常細胞會有規律性，安安分分地長在該長的基質或該附著的地方，但癌細胞會失去這種規律，不但會亂長，還會到不該去的地方，同時也會不斷執行正常細胞不該執行的任務，所以整體上的形狀跟正常細胞有很大差異。

然而，要具有可以分辨正常細胞與癌細胞的能力，還是需要經過不少訓練。即使是醫學院的學生也需要上過好幾堂課、看過上百片的細胞抹片之後，才有辦法初步分辨出來正常細胞和癌細胞；至於要變成一個專精的病理學家去進行區分，可能需要醫學院畢業後，再經過三、四年的訓練才有辦法達到。

成為一個病理科醫師的訓練並不簡單，尤其他們的判斷會大大影響臨床的治療方式，比方說今天醫生拿出來的組織被病理科醫師告知是癌細胞，下一步可能就會對病人進行手術切除，這是一件很嚴重的事情。

以腎細胞癌來講，如果病理科醫師說這是腎細胞癌，就把病人的腎臟切除掉的話，病人就沒了這顆腎臟；但如果這個診斷是錯誤的，病人便平白無故損失一顆腎臟，所以一個好的病理科醫師真是非常重要的一件事。

醫療背後的英雄——病理科醫師

每位醫師在求學階段都必須接受病理學的訓練，但到醫院之後，只會有一部分專職擔任病理科醫師，專門進行病理診斷，這些醫師才是所謂真正的病理科醫師。

事實上，病理科醫師在醫院裡面是非常重要的位置，只是因為並非第一線接觸病人，所以大部分的病人都不知道他們的存在。任何一個治療之所以能夠成功，必須依賴一個好的病理科醫師，提供臨床第一線醫師正確的診斷，後續的治療才會精準，也才會有效。

這些病理科醫師和第一線臨床醫師一樣，接受同樣的醫學院訓練，只是在分科的時候選擇了病理科，所以擔任病理科醫師。他們不能算處於後端，而是和臨床醫師一樣在治療病人，因為醫學是一個分工、不能單打獨鬥的學科，只是在接觸病人時，大家往往只看得到接觸病人的第一線醫師，而沒注意到後面的醫師，就如同下一章節會提到的X光、電腦斷層、核磁共振檢查等，是由放射科醫師來協助執行；而核子醫學的檢查與正子攝影的檢查，則由核子醫學科的醫師來協助執行。

一般民眾在醫院看診時，不太有機會接觸到這些醫師，因為他們隸屬於不同科別，和病理科醫師又有所不同。

醫院本來就有非常多不同的科別，以台灣來講，目前衛生福利部依《醫師法》第七條之一第三項規定分為二十三個專科，分別是：家庭醫學科、內科、外科、兒科、婦產科、骨科、神經外科、泌尿科、耳鼻喉科、眼科、皮膚科、神經科、精神科、復健科、麻醉科、放射診斷科、放射腫瘤科、解剖病理科、臨床病理科、核子醫學科、急診醫學科、職業醫學科、整形外科等。

醫師可以依據自己的興趣進行選擇，其中包含放射診斷科、解剖病理科、臨床病理科、核子醫學科等等，這些人一樣是醫師，只是不同科別而已。

「生理學」主要在講述正常人體的狀態為何，相對於此，「病理學」就是在講人生病之後的模樣。醫院裡的病理學科，主要在協助診斷病人，因為能看到最真實的細胞和組織樣貌，所以他們給予的診斷精準度相當高，而這些診斷讓臨床醫師們了解接下來該採取什麼行動，以及之前的治療效益如何，使治療能夠順利進行。

以現行的醫療制度來說，病理科醫師對於一個癌症的診斷，並非大家想得那麼輕鬆，很多重大診斷，都需要至少兩位病理醫師達到共識，特別是癌症的病理診斷，必須兩位病理醫師同時下相同的判斷才行。

一個病理師如果做出癌症的診斷，必須給另外一個病理科醫師再看一次，另外一個病理科醫師必須同時認為這是一顆癌細胞，才會確認這個病理診斷；如果另外一個病理科醫師認為不太像，兩人就得再進行討論，甚至由第三個或第四個病理科醫師一起來協助判斷。甚至送給病理科醫學會，或是第二家醫院的病理科醫師來協助診斷。

以台灣現行的規定來說，特別是癌症的病理診斷，都要經過相當嚴謹的程序，才會做出診斷。

根據以上幾點所述，每一次的疾病診斷跟治療，就像是一場團體作戰，病人身為我方陣營的主將，背後一定會有由眾多醫師所組成的軍師團隊給予幫助及支撐，隨著戰況的改變，而有不同應對方式。而主將最忌諱的就是獨來獨往、橫衝直撞，必須聆聽軍師們的想法，共同討論，才能取得勝利。

治療是因應診斷而產生的作為。所有的診斷都代表了每個階段的治療策略的擬定根據。直到拿到病理診斷之前，任何的臨床判斷都有可能出現誤差。

「和疾病的戰爭，從來就不是一個人孤單的面對！」每個病人背後都有一群專業的醫師們給予協助及支持，當取得病理診斷，進一步確認病情之後，應該積極配合治療，在治療的艱辛路途上，有他們的陪伴，病人和家屬們就可以堅定地向前。

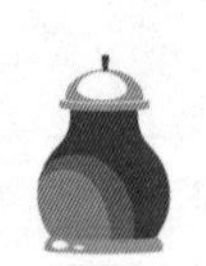

02 讓疾病無所遁形——X光、電腦斷層，以及核磁共振檢查

隨著時代進步，有越來越多的工具可以幫助醫師治療病人，電腦斷層掃描、核磁共振，就是科技進步下的產物。

兩者雖各有其優缺點，然而瑕不掩瑜，依照醫師的判斷進行治療，可以有效幫助病人解決病症困擾。

隨著科技的進步，醫學治療上也獲得很大的突破。其中，電腦斷層掃描和核磁共振，對於現今的我們而言，已經不再陌生。

然而，當大家在談論時，還是可以發現因為不瞭解而產生的不安，如果真的接受這些儀器的治療，難道不會因為輻射線導致身體損傷嗎？不會因為磁場改變而造成身體異常嗎？

疾病，現出原形——X光與斷層掃描

什麼是X光？一九〇一年，X光的發現得到的諾貝爾物理獎，研究得知，X光射線可以穿透人體，對不同的組織有不同的穿透率，透過X光拍攝看見人的手骨，知道原來人的身體裡面有骨頭，這就是最基本的X光診斷原理。

醫學上也應用這項技術，醫師讓病人藉由拍攝X光片，進而得到更正確的診斷。

◆X光再進化——電腦斷層

隨著X光的發展，人們對於所呈現的平面圖效果，漸漸感到不滿足，雖然能看見平面照片卻看不出深淺，不能得知物體前後的關係，於是開始有了正面、側面的X光片拍攝。

隨著電腦的發明與科技的進步，後來變成環狀形的X光片照射，可以從各種不同角度來檢視身體各部位，亦即所謂的「電腦斷層」。

當X光變成環狀照射的時候，就是一個電腦斷層的雛形。但如果速度慢，加上後端的資訊處理不夠快的話，其實是沒有用的，因此後面還必須要配備強大的電腦系統，以及快速的資訊處理能力，經過重重改良，才產生了所謂的電腦斷層，讓人可以看見身體裡面真正立體的影像。

如此一來，可以把電腦斷層想像成是不同角度的 X 光片，經過整個流程，等於是照了很多張 X 光片，同時卻少了很多的輻射劑量，如果要從傳統 X 光片得到相同的結果，輻射劑量可是非常驚人。

電腦斷層所提供的立體影像，隨著時代跟科技的進步，現今大概可以分辨〇．五公分左右模樣的物體；再小一點，介於〇．三到〇．五公分之中，則可以有平面切片的影像。雖說這個數值已經極小，然而也因為這〇．五公分的極限，如果有一個病灶小於〇．五公分，電腦斷層確實不一定能照得到，於是就可能不幸被遺漏掉。

進行腫瘤的治療之前，一般需要採用電腦斷層提供影像學檢查，以便做出一些判斷，之後也會利用這些影像學檢查來進行追蹤。之所以需要定期追蹤，即是因為假設病人有一個〇．二公分的腫瘤，做了電腦斷層後，卻因為〇．五公分的限制而無法察覺；但如果在三個月後或半年後，再進行一次電腦斷層，如果腫瘤擴大至〇．八公分，就能夠被發覺。所幸，〇．八公分不算太晚，但如果不定期做電腦斷層或影像學檢查進行追蹤，等到真的長成十公分才發現，就真的為時已晚了。

早期做一次電腦斷層需要二十分鐘到半個小時，現在有所謂的快速電腦斷層，亦即大家聽到的六十四切、一百二十八切，甚至現在有六百四十切，越多「切」代表越細越快，如同影像學的鑑別度，越小的病灶就更容易被早期發現。

相信不久的將來，一定會研發出更強大的科技，可以切得更細、速度更快、時間更短，讓腫瘤再也無所遁形。

◆隱形的室友——輻射

此外，對於輻射劑量也需要再次理解。一般而言，如果沒有必要，當然不需要造成輻射的暴露，但如果為必要的情況，該暴露還是要暴露，至於多久一次，則要依據病人的狀況以及治療的需要而定。

某些情況下，因為病情的需要，必須密集接受斷層掃描或X光照射，此時若還去計較輻射暴露的話，將導致因小失大；但是，再次強調，若非必要，能夠不做就不做。

至於檢查時要暴露在多少劑量的輻射下，則需透過醫生評估，事實上，每一種檢查的輻射暴露劑量，原能會與衛福部都會公告在網站上，並沒有暴露多少就一定危險的標準，原則上越小越好。

另外，如果暴露劑量跟背景輻射差不了多少，這種暴露就沒有關係，微量的輻射對人體沒有太大影響，如果對於疾病的診斷具有必要性的話，就一定要執行。

•輻射線危害大，能避免就避免？

輻射線充斥於自然環境裡，一般人於日常生活不知不覺暴露其中，例如：太陽、電視，輻射線無所不在。正常情況之下，多數人皆與輻射線共同生活，所以輻射線並非大家所想的那麼可怕。

當民眾接受放射線、輻射線，或是相關診斷的時候，首先必須了解「有沒有必要？」而不是擔心輻射劑量。這些診斷或治療的儀器，之所以能夠安全上市並使用於全世界，就是因為好處遠大於壞處，所以沒有必要擔心輻射劑量的多寡，事實上要問的是：「接受這樣子的診斷和治療，有沒有必要？」如果有必要，一定程度的暴露並沒有關係，若沒有必要，當然就不需要接受。

在醫學治療上，如果必須連續照射多張 X 光，還是得依照醫生的指示，因為代表對疾病的診斷，或者對病人的治療有其必要性；但是如果不需要，又何必去要求醫生幫你安排電腦斷層或是 X 光照相？這樣的暴露就沒有道理可言。

輻射一定會有傷害和影響，但前提在於病人會不會因為這樣的暴露而獲得「好處」？如果因為暴露而獲得好處，其實就沒有關係，況且很多時候一次 X

光照射所暴露的輻射劑量，比不上坐一趟飛機到美國，正因為飛機在高空中，實際上受到的輻射劑量相對更高。如果搭飛機出國，或者通過機場安檢門的時候，不會詢問有關輻射量的問題，為什麼在醫院診斷身體疾病的時候，卻要去擔心呢？一般生活上的各類應用有輻射，所處環境中也存在著天然輻射，關於輻射劑量比較，可參閱行政院原子能委員會公告：

行政院原子能委員會公告

一般輻射劑量比較圖

醫療輻射劑量圖比較圖

治療新利器——核磁共振

關於核磁共振大致上有幾個特點，首先，核磁共振和 X 光、電腦斷層不同，沒有輻射線的問題。每個人身體都有磁場，如果磁場發生改變，不同組織會釋放出不同訊號，藉由機器的讀取，就可以得到一些影像，這就是核磁共振的基本原理。

核磁共振最大的好處是沒有輻射線，由於不依靠輻射，而是利用磁場的改變來獲取影像，也因此病人需要暴露在很大的磁場下才能進行。然而有些病人並不適合這樣的作法，譬如身上有金屬植入物的病患就不適合使用。

此外，核磁共振執行的時間很長，而且核磁共振與電腦斷層不同：電腦斷層是獲取多片影像，如果其中幾片獲取不完全，仍舊可以得到非常多影像資料，對整個檢查的影響很低；但核磁共振的影像擷取是全有全無，也就是說，病人在整個檢查的過程中都必須維持不動，如果中途有移動或中斷一小段時間，導致無法獲取一小部分檢查影像，那就算是做完了整體的檢查，還是無法獲得全部的影像資料。等於患者花了時間做核磁共振，最後卻得不到半點訊息。

維持姿勢的時間，和檢查的器官與範圍有關。臨床應用上，核磁共振的檢查通常會有一些限制，比方說如果做腦部的核磁共振檢查，問題相對比較小，因為患者只要維持頭部不動就行了；但如果是做腹部的核磁共振檢查，大概需要二十分鐘到半個小時，這麼長一段時間都維持腹部不動，事實上對於一些人而言是有困難的。比方說，檢查途中打個嗝，或是打噴嚏，肚子就會移動，整個檢查就失去效果，必須重新再來一次。這是核磁共振使用上的侷限性。

最後一個特性，針對不同器官而言，核磁共振檢查所得到的資訊，不一定比電腦斷層來得好。一般醫生在決定病人應該進行核磁共振或電腦斷層的時候，會依據想要獲取的資料特性，來決定病人用什麼方式檢查，或是兩種都做比較好。因此，整體細膩度上，現在的電腦斷層已經可以處理得相當精細，在很多地方和核磁共振不相上下。

事實上，在沒有拿到病理診斷之前，得到的任何資訊，都是用來協助醫師判別病人得到什麼疾病，如果能夠得到越多的資訊，判定將越準確。

電腦斷層與核磁共振，兩者所提供的資訊不太一樣，最好的狀況是所有資訊都能夠搜集完整，醫師所下的判斷就會越接近真實。

但在某些情況之下，就必須要有所取捨。比方說，如果電腦斷層拿到的資訊已經足夠，病人就不一定需要再進行核磁共振的檢查；又或者某些情況下，只有核磁共振才能給予資訊，電腦斷層提供的無法使用，這時候就應該進行核磁共振。

核磁共振好？還是電腦斷層好？

我們無法簡單區分哪種病症適合做電腦斷層？哪一種適合做核磁共振？類似的問題，

就像在問筷子比較好用？還是叉子比較好用？什麼情況適合使用筷子？什麼情況適合使用叉子？其實兩種餐具可以混著使用，只是有些時候用叉子比較適當，但在使用叉子的情況下，有時候用筷子也不見得不行，應該這樣看待這兩樣工具，而不是筷子一定比叉子好，或者叉子一定比筷子好。假設今天手指頭受傷了，用叉子就比筷子適合，此時不是食物，而是個人的問題了。

同樣地，也沒有電腦斷層一定比核磁共振好，或核磁共振比電腦斷層好，在不同狀況或不同病人身上，這兩種診斷工具都有各自適合使用的時機。例如腹部的診斷使用電腦斷層比較好，但病人若是對於電腦斷層所給予的顯影劑過敏，此時只好使用核磁共振；又比如腦部用核磁共振比較好，但病人裝有節律器，於是不能使用核磁共振，又若是因為骨折，身體裝了骨釘，就不能進去核磁共振的磁場裡，否則骨釘會被磁鐵吸走，甚至導致病人的死亡。因此，在選擇上，還是要依據個別的病症與病人情況來做評估。

基本上，健保對於這些檢查都有給付，但必須合乎規定，才有可能補助這筆費用，如果明明不需要而自己堅持要去醫院做這些檢查，健保當然不予理會，就像一般進行健康檢查，必須自己負擔這些項目的費用，如果有相關病症，醫生認為此病人需要做詳細的檢查才能瞭解，健保就會吸收這項費用。

直擊臨床門診

經由超音波檢出腫瘤的阿喜阿嬤

七十四歲的阿喜阿嬤，在二〇一三年健康檢查時，做超音波發現腎臟有一顆腫瘤，由於腫瘤還不算太大顆，可以只做腎臟的部分切除，手術之後持續進行追蹤，已經五年都沒有再發現疾病，維持穩定狀態。

一般來說，如果五年內癌症都沒有復發的話，癌症的重大傷病卡就會失效，目前阿嬤的狀態是回復到一般健保的身分，每年回來追蹤一次即可。

有些病人擔心沒有重大傷病卡就沒有保障，其實如果疾病復發是可以再申請，假使沒有復發，自然就沒有重病卡。臨床上，偶爾還是會遇到對於這項規定比較無法理解的病人，認為自己的權益是不是因此受到損害，這裡一併加以釐清，癌症並非大家所想像，一旦得到了就是一輩子，事實上很多人經過治療後都能穩定控制。因此，將醫療資源讓給其他有需要的人使用，才是落實善的循環。

直擊臨床門診

驚恐小女人，因電腦斷層檢出腎嗜酸細胞瘤

「天啊，怎麼會這樣？」小芬因為身體不舒服，前往醫院進行超音波檢查時，意外發現腎臟有一顆腫瘤，當時她非常害怕，擔心會不會是不好的東西！

事實上，透過電腦斷層看起來也確實像癌症，但是這種狀況，就算是切片也無法做出確定診斷，於是建議做部分的腎切除手術。一開始非常慌張，擔心自己得了癌症，更放不下家裡的兩個小孩，以及疼愛她的先生。所幸在先生不斷地鼓勵之下，小芬才接受了部分腎臟切除手術，最後兩顆腎臟都有保留下來。

當時，把切除下來的腫瘤進一步化驗，雖然是一顆腫瘤，但是並非癌症，而是所謂的——腎嗜酸細胞瘤（oncocytoma），屬於良性。臨床上，這種腫瘤跟腎細胞癌很像，只有依據病理切片，以及一些特殊的染色才有辦法做出確定的診斷。

病理上確定是腎嗜酸細胞瘤，將其切除，再做後續的追蹤，是比較安全的作法。然而，這種腫瘤還是有惡性的可能，雖然機會並不高，還是傾向於切除，原因在於

若是沒有切除下來之前，事實上沒有辦法做出肯定的判斷；加上當時病人儘管沒有任何腎嗜酸細胞瘤症狀，假使不盡早處理的話，腫瘤可能會變得越來越大。

大致上，癌症有十種特性（請參閱頁五十六），需要同時滿足才能判定為癌症，有些腫瘤不會同時滿足十個特性，只會滿足一部分，譬如說不斷地長大，只是不會轉移、也不會侵犯身體其他器官，雖說只在一個器官不斷長大，有時候也會產生問題。所幸，腎臟部分切除之後，小芬的情況有所好轉了，後續只要追蹤即可，不需要再加上其他治療。

核磁共振與電腦斷層，隱藏危害的迷思

有人認為，核磁共振會造成身體磁場亂序而產生危害，不過通常都是因為需要進一步檢查，才會做核子共振，藉由檢查結果顯示出身體狀況，才能確知需要做什麼處置。因此，經由檢驗所獲得的好處，遠遠大於進入磁場可能造成身體的危害。

另外，雖然大家對磁場究竟會不會對身體造成影響，仍然有所疑慮。但以目前科學的證據顯示，並沒有發現有什麼問題，在選擇上，除非是沒事去做這項檢查，磁場可能造成

的影響才需要被考慮，否則，對於一個不確定的懷疑，和一個已經確定可以獲得好處的檢查，應該如何選擇，結果是顯而易見。不管是核磁共振，還是電腦斷層，對人體造成的影響其實都很小，在做這些檢查的時候，應該先思考「到底需不需要做這項檢查？」如果需要的話，這兩種檢查對身體造成的影響，其實都是微乎其微的。

因此，應該瞭解這些檢查是否具有必要性，如果有其必要的目的，就可以忽略可能帶來的風險；但如果這些檢查並不需要，那麼就不需要讓自己暴露在這些危險之下。

電腦斷層和核磁共振各有優缺點，並沒有哪項比較好的區別，端看醫師需要的資料，需要從哪種檢查方式正確得知，後續才能經由醫師進行判斷，讓病人接受妥善的治療。

事實上，微量的輻射不會對人體造成影響，進入磁場會對人體產生的傷害至今也無法證實，若是因為這些原因而拒絕檢查治療，反而得不償失。一旦生病了就好好接受追蹤治療，才能真正從癌症中突圍，重新找回健康。

謝醫師的
健康揭「泌」

‧核磁共振與電腦斷層的優缺點

對病人而言，電腦斷層執行的速度比較快，可以在很短時間內檢查完成，核磁共振相對比較久。另外，電腦斷層因為有 X 光的暴露，可能會有游離輻射的危害，但劑量並不高，所以也不能算是缺點，不過核磁共振就不會有這種問題。

相對地，核磁共振要在一個很大的磁場裡面，如果病人身上有植入物或幽閉恐懼症，就可能不適合待在磁場裡，也沒辦法執行核磁共振。

基本上，這兩樣檢查都可以提供解剖學上的資訊，至於應該做哪些檢查比較好，還是要靠醫師根據病人的情況做出判斷。

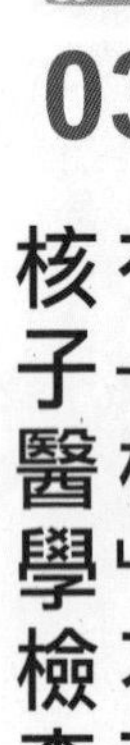

03 有「核」不可，醫師的好幫手——核子醫學檢查

核子醫學檢查分為許多項目，各有其檢察功能，使醫生獲得更確切的醫療資訊，以更迅速進行判斷。透過核子醫學檢查，可以得知病人的癌症是否轉移到骨頭，或是腎功能狀態如何，在相關治療上都能給予巨大幫助。

前面提及多種醫學上的檢驗方式，接下來還要再分享一種醫師的好幫手：核子醫學檢查。

或許很多人都是第一次聽到這個名詞，然而，這種檢驗方式已經被廣泛使用。透過下面的介紹，讓大家一窺核子醫學檢查的神秘面紗。

同位素，核子醫學檢查的基本原理

大家聽聞核子醫學檢查和核磁共振兩項治療方法時，常常因為都有「核」就認為是一樣的東西，其實兩者完全不同。所謂的「同位素」是指相同的原子，可能會有不同的質子數，而核子醫學檢查的原理就是利用「同位素」進行檢查。這些同位素中，因為原子核狀態不穩定，會不斷釋放出輻射線，於是就可以利用這些輻射線的釋放協助診斷。

簡單來說，把這些不穩定的同位素做成藥物，打入病人身體，這些藥劑本身會釋放相當微量的輻射線，當病人進入機器中，就可以透過偵測輻射線得知這些藥物在身體的分布、吸收或排泄情形，進而協助診斷，這是核子醫學檢查的基本原理。

核子醫學檢查所需要的時間，依據不同的檢查而有所不同，如果是骨頭掃描，藥劑打完二十分鐘左右就可以檢查了，若做腎絲球過濾率或有效腎血漿流量，就需要比較久的時間。大部分的核子醫學檢查不需要禁食，檢查項目也有非常多種，每一種各有不同，在安排檢查時，醫師會詳細和病人說明，讓病人知道該做什麼準備。就大原則而言，若醫師沒有說要禁食，其實就不需要，藥劑最後都會被人體自行排掉，或者不再放射 γ 線，加上藥劑的半衰期很短，幾乎在檢查完沒有多久就會從身體裡消失。

大家可能對核子醫學檢查感到比較陌生，但如果是「正子斷層掃描」或「正子檢查」

就比較多人知曉，其實「正子檢查」也是核子醫學檢查裡面的其中一種，只是因為後來被另外拿來做比較廣泛的使用，所以大家容易覺得正子醫學掃描跟核子醫學檢查不一樣，但事實上正子掃描就是核子醫學檢查的一種。

核子醫學檢查，泌尿科的臨床應用

在泌尿科當中，核子醫學檢查常被使用於骨頭掃描，當泌尿道腫瘤的病人在做檢查時，醫師們會幫病人做骨頭掃描，觀察腫瘤有沒有轉移到骨頭。

當然，透過骨頭掃描能夠查看是否有骨折、骨髓炎或感染，也可以看到骨密度，這些都是透過檢查可得的資訊，而在腫瘤方面，最主要是確認癌症是否發生骨頭轉移。

另外，核子醫學檢查也可以用來檢查病人的腎臟功能，最主要是利用核子醫學檢查中的兩種方式，分別為「腎絲球過濾率的檢查」與「有效腎血漿流量」。

第一種是利用「鎝99」這種同位素，觀察腎絲球的過濾率，以評估病人腎臟的功能；第二種檢查是利用「碘131」來標示「鎝99」這一種MAG3藥劑，觀察腎小管中有多少血流入腎臟，藉此判定腎臟的功能。以上兩種檢查都可以利用核子醫學提供資訊，評估病人的腎臟功能。

謝醫師的
健康揭「泌」

‧核子醫學檢查的優缺點

核子醫學檢查，除了可以看到解剖構造上的訊息之外，還可以告訴我們一些器官的功能、狀況。

比方說做腎臟功能的檢查，它告訴我們的訊息，不只是腎臟的形狀如何，還可以告訴我們腎臟的功能怎麼樣，有時候醫師在評估一個器官，不只評估解剖狀態，還要評估功能，其中細節都要靠核子醫學檢查提供更多詳細的資訊。

不過，核子醫學檢查只能提供一個影像學的評估，無法給予正確的判斷，常常需要再進一步的診斷步驟。此外，核子醫學檢查的敏感度也還有進步的空間，有時候檢查沒問題，也不一定真的沒問題，而是檢查不出來。

有時檢查結果不正常，但是，臨床上也無法找出精確位置來給予治療。這些都是還可以再進步的地方。

透過上面的介紹，核子醫學檢查在臨床上已經受到廣泛運用，利用藥劑的方式給病人服用，甚至不一定要禁食，加上藥物很快就會隨著身體自然排出，因此不需要太擔心殘留問題。

除此之外，透過檢驗結果，還能夠提供醫師許多需要的資訊，由此可見，核子醫學檢查使用起來既方便又安全，給予現代醫學非常大的助益，讓醫師在治療病人的時候，有了更多選擇，也增加不少準確度。

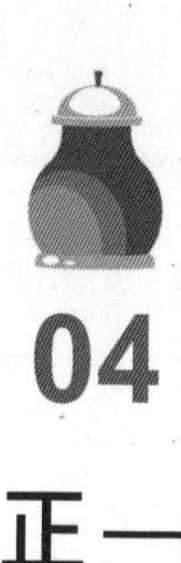

04 「大家來找碴」的葡萄糖版本——正子攝影檢查

正子攝影在癌症治療上使用極為廣泛，透過標記的葡萄糖能有效找出代謝異於他處的細胞。不過，身體各部位並非都適用這種方式，應注意其侷限性後，再行決定是否進行此項檢測。

癌細胞神出鬼沒，總是難以發現蹤跡，有沒有方法可以找出癌細胞的所在之處？相信是許多人的共同需求。

此時，正子攝影的出現，就像是一道曙光，能夠給予想要的答案。

搶糖大作戰，正子攝影的原理

正子攝影是核子醫學檢查的其中一種，因為在癌症方面使用範圍廣泛，因此大家比較熟悉。正子攝影依靠葡萄糖進行診斷，理論上細胞會代謝葡萄糖，而癌細胞做的事情比正常細胞還要多，於是就會使用更多的葡萄糖，如果觀察到哪裡的組織和細胞使用大量的葡萄糖，在醫學上就會懷疑那個地方可能有癌細胞，這就是正子攝影的原理。

正子攝影藥劑所使用的葡萄糖已經用同位素標記，因此讓病人注入同位素標記的葡萄糖之後，有特殊標記的葡萄糖便會分布在全身，此時就去偵測哪裡的細胞，正在大量地使用這些標記後的葡萄糖，就代表這裡可能存在癌細胞。之前在醫學上已經有極佳的研究，使我們得知正常細胞代謝葡萄糖的速率，若速率達到多高的比例，就可能是癌細胞，

透過這項資料進行比對，當病人注射同位素葡萄糖之後，再經過偵測器，就可以注意到哪裡的身體組織可能患有腫瘤。這些檢測也依據疾病的部位、原因，而有不同的時間長短，這種檢測在有些癌症上非常有用，例如胃癌、大腸直腸癌、淋巴癌、食道癌等，準確率非常高；然而在肝癌、胃癌，或者泌尿系統的癌症診斷上，準確率就會降低。

依據特定的癌症，健保會有給付正子攝影的檢查，但是診斷率低的癌症，就不予給付。因此，一般都會先使用其他的檢驗方式，後續究竟要不要做正子攝影的檢查，同樣都在於

先前提及的大原則，在沒拿到病理診斷確定之前，會希望多加蒐集一些資訊，如若覺得需要正子攝影的資訊，醫師們就會幫病人安排檢查，若是評估現有資訊已經足夠，也就不一定要做這項檢查，畢竟任何檢查對於病人而言，都具有潛在的危險。

有些民眾或病人因為不具有足夠的醫學知識，若是仍然一廂情願認為自己需要某項檢查，有時候反而是不好的狀況，因為這些檢查不一定有其必要性。回過頭來說，只有檢查能提供好處時，才應該安排檢查，這些都要聽從醫師的專業判斷與評估。

正子攝影適用症狀整理

適用檢查	胃癌、大腸直腸癌、淋巴癌、食道癌
不適用檢查	肝癌、胃癌、泌尿系統癌症

正子攝影透過標記葡萄糖，尋找代謝速率異於他處的細胞，就像是一場身體的「大家來找碴」，經由搶糖大作戰，找出不同之處就可以拿到分數。

然而，正子攝影在不同器官的使用上有其侷限性，因此並非全部適用，只有遵照醫生指示，才能達到最好的檢查效果。

•正子攝影的優缺點

癌細胞的代謝率雖然會增加，但泌尿腫瘤之所以診斷率不高，是因為葡萄糖會代謝到尿液裡面，尿液裡面本來就可以看到很多葡萄糖，和器官本身的葡萄糖代謝難以分別。所以，有時候就算有癌細胞，也就會看不出來。

儀器上只會顯示聚集大量葡萄糖，但不一定是癌細胞的聚集，原因在於——無法分別出那是尿液裡面的葡萄糖，還是細胞吸收了很多葡萄糖，準確率就會發生問題。

除此之外，肝臟與胰臟細胞本身就會使用很多葡萄糖，因此腫瘤細胞雖然也使用更多，但兩者差別並不大，便難以區分。如果腫瘤很小，雖然個別葡萄糖代謝率很高，但因為腫瘤太小，葡萄糖的聚集就不會很多，這些腫瘤不管在哪一個器官裡面，正子攝影都效用不大。因此，正子攝影雖然好處很多，但也有所侷限性。

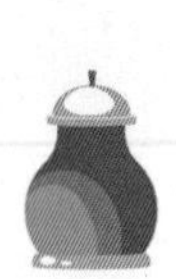

05 藏匿無門，看清疾病的內在細節——內視鏡檢查

內視鏡作為一種診療手段，無疑是非常方便的類型，不僅能夠進入身體內部查看器官狀況，有需要的話，還能順帶取得切片做病理檢查。內視鏡檢查，雖說方便，但也有其侷限性，應該明瞭需求後，再行判斷需不需要進行檢查。

每當身邊有人提到內視鏡檢查，一見長長的管子，令人望而生畏，往往會造成心裡的恐懼和不舒服。

然而，內視鏡作為一種醫療工具，能夠有多少功效？我們又瞭解多少？

內視鏡檢查的原理

所謂的內視鏡檢查，正是把一根管子放到身體裡面進行檢查，舉凡胃鏡、大腸鏡都是內視鏡檢查的一種，因為醫學的進步，才有內視鏡檢查，在沒有內視鏡檢查之前，只能做一件事情，就是「剖腹探查」。

什麼是剖腹探查？就是把病人的肚子剖開，直接看裡面器官有什麼問題，這樣的方法非常劇烈。在門診，病人常常會問說：「有更詳細的檢查嗎？」其實最詳細的檢查，正是剖腹探查，把病灶拿出來送往病理科做病理檢查，這種檢查能得到百分之百準確的結果。

但說到這裡，大家也應該知道根本不可行，不可能哪裡不舒服就真的剖腹探查，如果一直要求百分之百的正確或精準度，就真的只剩下剖腹探查一途了，所以在思考要做什麼檢查之前，必須先瞭解每個檢查的侷限性。

內視鏡檢查之所以重要且可行，在於有了內視鏡這項工具，身體有所謂的中空器官，它會跟外觀相連，於是透過儀器可以探入內視鏡，藉此觀察身體裡面到底有什麼問題。假使真的發現到問題，還可以順便取得一些組織做切片，這些切片可以送交給病理科醫師協助判斷及做出診斷。

除此之外，有一些疾病，譬如表淺性的膀胱癌，在做內視鏡檢查的時候，就可以順手把看到的腫瘤刮除乾淨，這也是內視鏡檢查又兼作腫瘤治療的案例。又如大腸鏡檢查發現內部有一些瘜肉，可以順便切除瘜肉並化驗，所以內視鏡檢查相當方便，但前提是只有在跟外界有相連的中空器官，才可能進行這種檢查。

對於泌尿科醫師而言，運氣比其他醫師較好的地方，在於泌尿系統有尿道跟外面作相連，所以很多泌尿系統的器官都可以進行內視鏡檢查，藉此取得標本，作進一步的化驗，所以內視鏡檢查在泌尿科尤為重要。

此外，腸胃道通過嘴巴跟外面相連，胃鏡、大腸鏡等都可以進行內視鏡檢查；在胸腔科也可以進行支氣管鏡的內視鏡檢查；除此之外，耳鼻喉科的鼻腔與耳道鏡，也都屬於內視鏡的一環。

謝醫師的
健康揭「泌」

• 內視鏡檢查的優缺點

身體跟外界如有相通的「管道」與「空腔」，便可以做內視鏡檢查。舉例來說：氣管有支氣管鏡可以檢查；胃食道有胃鏡、食道鏡；大腸、直腸有大腸鏡、直腸鏡；泌尿系統有膀胱鏡、輸尿管鏡。以上都是現在醫學上可以使用的內視鏡檢查，藉由這些內視鏡進入身體裡的空腔，檢查有沒有什麼問題，如果有問題的話，就可以取得組織來進行化驗。

內視鏡檢查可以提供很多確切的資訊，特別是譬如不到一公分或〇．五公分的病灶，從影像學檢查中不容易被發現，此時內視鏡檢查就可以做到。

只是內視鏡檢查有其辛苦的一面，因為等於把鏡子放到人體裡面，病人會感到不舒服，甚至進行切片時會感受到疼痛，所以內視鏡檢查雖然真的比較精確，還是有使用上的侷限性。

「侵襲性檢查」和「非侵襲性檢查」

關於身體病兆的檢查，大致可以分為「侵襲性檢查」和「非侵襲性檢查」，在治療的原則上，一般會把「非侵襲性檢查」如電腦斷層、核磁共振等都做完之後，仍有必要的情況，再安排如內視鏡等侵襲性檢查。

因為在非侵襲性檢查就可以提供資訊的狀況下，還安排侵襲性檢查，對病人來說並不理想，且完全沒有道理可言。所以醫生在做判斷時，原則上會以非侵襲性檢查為主，如果非侵襲性檢查獲得的資訊，還不足以做臨床判斷，才會進行所謂的侵襲性檢查。

首先，一般瘜肉通常都不會太大，不超過〇．五公分，而電腦斷層是看不到〇．五公分的，此時就只能使用內視鏡來查看。再來，就算用電腦斷層看到了瘜肉，其實還是需要藉由內視鏡進行切片，把它取出來進一步化驗。因此，在這種情況之下，當然會直接做大腸鏡檢查。

因應各種器官不一樣的特性，以及不同的病灶表現之下，所做出的權衡跟判斷，很難說哪一種檢查比較好、比較不好，必須依據針對性與當下醫生的判斷。

最侵襲性的檢查就是所謂的剖腹探查，現在還是有機會需要執行這種方式，然而在現代科學進步的狀況而言，這種機會已經降到很低，除非遇到比較極端的狀況，當醫師們對病人的狀況真的不夠瞭解，而且以現有的檢查都無法提供資訊的狀況之下，只好進行剖腹探查，直接查看病人的肚子裡面倒底發生什麼狀況。

最重要且最關鍵的環節，在於提醒各位民眾，所有的檢查都有能夠獲得的好處，以及相對性的潛在風險，加上這些醫療檢查後面都有很大的學問，一般人很難全面瞭解每個檢查可以帶來的好處跟缺點，因此還是必須跟主治醫生做進一步的討論。畢竟這些檢測方式的專業性太高，如果醫生認為有其必要，就應該執行，如果醫生認為不太需要，而硬是執行這些檢查，對病人來講，通常壞處都大於好處。

戰勝疾病，找回健康的前提，還是先要找到一個可以好好討論的醫師，跟他仔細討論該做什麼檢查、不該做什麼檢查，盡量不要自己誤下判斷，或是任意要求醫生，若是因此導致身體上的種種危害，那就得不償失了。

謝醫師的
健康揭「泌」

•掛內科，還是看外科，傻傻分不清？

「身體露在外面，就掛外科，藏在裡面的器官，就是看內科嗎？」外科醫學和內科醫學的發展，一般病人要如何區分呢？

一般來說，內科跟外科的差異，在於外科需要動手術，而內科不需要。但是，隨著科技發展，很多東西的界線越來越模糊，例如內視鏡到底算內科，還是由外科醫師在執行？因為內科醫師使用內視鏡，而外科醫師也有使用，內外科已經悄悄跨界。原則上，醫學上對於疾病會進行區分科別，只是為了治療的方便，並沒有那麼絕對。

西方醫學的發展過程中，外科醫師其實是從奴隸演變過來的。因為在古代，外科醫師能夠做的事情就是「清瘡」。病人身體長有膿瘡，那些瘡被視為惡臭、極髒的東西，一般人不可能願意處理那些瘡口，所以執行清瘡的人大概都是奴隸階級的人了。直到十七、十八世紀，科技慢慢發展，有了麻醉、消毒等醫療方法，再加上對人體的瞭解，才慢慢從清瘡演變成開刀手術，「外科學」才發展起來。

謝醫師的
健康揭「泌」

在古代，治病最早是巫師的工作，給病人吃一些草藥或是幫病人祈禱等等。一直到抗生素和藥物發明之後，才慢慢有了內科學的演進，進而有藥物治療，內科才逐漸發展起來，產生所謂的內科學。

事實上，醫生就是醫生，人體就是人體，一個人需要從整體性來判斷，很難清楚地切割為內科或外科，現在的醫院或制度上有內外科的區別，其實只是為了行政管理，以及發展上的便利，才做出如此分別而已。

經由上述得知，內視鏡做為醫療的診察手段是相當方便的一環，不僅可以探測身體內部的狀況，甚至可以取得切片組織，以便進行更詳細的病理診斷。

然而檢查仍有其侷限性，除了接受探查的器官，必須要有通往身體外部的通道以外，內視鏡檢查對患者而言，也可能造成極大的不適感。因此，此種侵入性的治療應該由醫師認為有必要再進行，先以非侵入性的檢查為優先考量。

身為病患，應該與醫師仔細討論，共同商議出最合適的檢查方法，如此才能真正對於治療產生最好的效果。

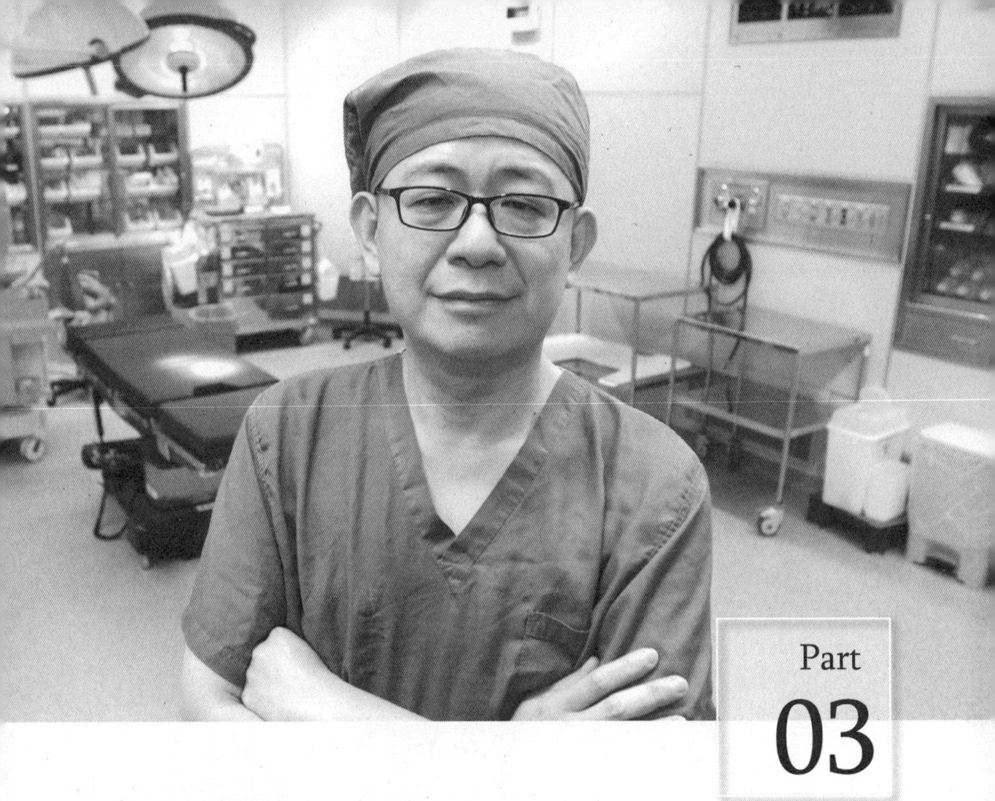

Part 03

揭露壺內風暴——追捕惡細胞，終結下半身危機

當身體面臨腫瘤的威脅，若能局部摧毀就應快速摧毀，直搗病巢，消滅大部分癌細胞後，再利用後續治療完全清除。

現今科技進步，局部清除的手段越來越多元，了解每一種限制及優缺點，找出最適合的療法並好好配合，想必能有效遠離病魔的威脅！

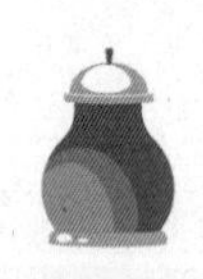

01 治療大原則：能局部摧毀，就局部摧毀！

注意到身體出現腫瘤時，往往代表體內已經存在大量癌細胞。為了解決煩惱，能進行局部摧毀就局部摧毀，先消滅大多數的癌細胞後，再透過全身性治療消滅剩餘癌細胞，將達到最好的治療效果。

當發現一顆腫瘤時，往往已經存在上千億顆癌細胞了。前面篇章曾提及，一公克的腫瘤，是由十億個細胞所組成，因此，若想單純透過治療將每顆癌細胞都清除乾淨，現在的醫學仍無法做到，於是，「減積」成為癌症治療很重要的概念。

減積是指「減少腫瘤細胞的總體積」，其實任何癌症治療皆基於減積的概念進行，如果能將癌細胞數目降到一定數量以下，體內的免疫細胞、防衛機制就可以將剩下來的腫瘤細胞消滅殆盡。

當身體發現莫名腫塊……

藉由許多實證發現，想單靠外力讓癌細胞全數消滅，是相當困難的一件事。癌症屬於全身性疾病，即便將眼前所見的腫瘤切除，血液中仍可測出數量極少的癌細胞，治療癌症時，數量是相當重要的關鍵，如果數量稀少，身體的自我免疫機轉即可克服問題，避免癌細胞對人體造成危害。

然而，要偵測出癌細胞是否殘存，其實頗為麻煩與困難，目前只能根據手術切除後的病理報告得知。因此，任何腫瘤都應視作全身性的疾病，以「減積治療」作為癌症治療的大原則，能局部摧毀就先局部摧毀，再決定需不需要加做全身性治療。

根除性切除，排除所有可能危機

一般而言，治療癌症的藥物，是根據癌細胞的外型、生物特性，或是其他有別於正常細胞的特點進行設計，讓藥物辨識癌細胞，降低對正常細胞的傷害。

可是，癌細胞也相當聰明，使用藥物進行攻擊到一定程度後，癌細胞可能會改變自己的外型、特性或特點，使藥物無法辨認，甚至有時候會結成類似「城堡」的防壁，儘管癌細胞出不來，但藥物也進不去。

於是，治療藥物和癌細胞形成對峙的局面，發生這種狀態時，病人的身體情況可能趨於穩定。癌細胞雖不至於作亂，但也摧毀不了，只怕時間一久，這個由癌細胞聚集形成的堡壘，會想出辦法突破藥物治療，導致整個療程失敗。

因此，腫瘤治療最首要的原則是——能夠局部摧毀，就局部摧毀，先消滅掉大部分的癌細胞，例如透過手術挖除或用高能量清除，剩下的部分再用全身性藥物加以控制，藉此讓整體治療達到最好的成效。

除癌務盡？避免癌細胞捲土重來

癌症治療有點像兩軍對峙，如果可能的話，先使用大砲或飛彈等武器轟炸敵軍（癌細胞）陣地，再由步兵（抗癌藥物）執行戰場掃蕩。基本上，進行腫瘤切除手術時，除了切除腫瘤細胞之外，還會多切除一些肉眼上看起來正常的組織，以確保切除範圍完全乾淨，這便是根除性切除手術。然而某些情況下無法執行根除性手術，比方說腫瘤的範圍太大，沒辦法再多切除部分正常的組織，以留下安全範圍，此時只能做單純的切除手術。

一般認為，切除手術對大部分腫瘤治療都有好處，因為切除之後，可以減少體內大量的腫瘤細胞，加上後續的全身性治療，會帶來比較好的效果。但是，切除手術會損失很多器官與組織，病人需要付出不少代價，因此究竟要不要進行切除手術，需要由醫師仔細評估。

如果進行切除手術可以讓病人的疾病獲得良好控制、延長壽命，相對於損失部分器官跟組織的傷害，好處大於壞處的話，此時就會建議病人進行切除手術；如果切除手術之後，對於病人的存活並無好處，就不建議進行。

後續全身性的治療，包括化療、標靶治療、免疫治療、荷爾蒙治療、細胞治療等，在第四章節會有更詳細的說明。再次提醒，「化療」並不可怕，雖然有一些副作用，但現代醫學相當進步，加上行之已久，大部分副作用已經有良好的控制方法，因此可以安心接受治療。

全身性治療有其重要和必要性，不應該因為害怕副作用而拒絕，若為了回復健康而採用根除性切除等療法，卻停止後續療程，便是功虧一簣，如同戰爭時好不容易攻入敵人的大本營，殲滅多數敵人後，卻放走了一部分，縱虎歸山的結果，便是敵人擁有捲土重來的機會。為了避免這個情況，進行局部切除後，應好好配合全身性治療，才能獲得最好的醫治。

直擊臨床門診

手術切除攝護腺腫瘤的氣球師兄

六十三歲的慈濟人，已經退休了，目前大部分時間都會到醫院擔任志工，用氣球做出各式各樣的玩偶，分送給小兒科的小病人們，所到之處經常受到熱烈歡迎，於是大家都戲稱他為——氣球師兄。

氣球師兄一直都有小便的困擾，解尿解得不是很好，後來到醫院拿藥服用之後，攝護腺肥大的問題得到了不錯的控制，醫師幫他安排了PSA檢查，結果發現PSA比正常值還高，於是進行攝護腺的切片，診斷為早期攝護腺癌。

由於氣球師兄的年紀不算太大，再加上身體狀況不錯，討論了治療方式，可以選擇手術或是放射線治療。

如果接受電療，整套治療時間會比較長；若是接受手術，只需要住院開刀，開完刀之後就可以繼續志工服務，所以最後選擇接受手術治療，將攝護腺連同腫瘤切除。

手術過程相當順利，手術成功之後，目前已經過了五年，都沒有什麼問題，也不需要做後續的治療了。小便的狀況也在手術之後得到了很好的改善，而且也沒有漏尿的狀況，現今他很開心地在醫院擔任志工，從事慈濟的志業。

往後大概每三個月回門診追蹤一次PSA的情形，也順便幫小朋友做氣球。

進行攝護腺手術後，最常見的後遺症就是漏尿，一部分的病患會出現短時間的漏尿，另一部分則漏尿狀況會延續比較久，可說是手術本身難以完全避免的併發症。但手術的好處是可以拿到完整的標本，作為治療上很好的診斷，另外一個好處就是整體治療的時間比較短，畢竟只是住院、麻醉、手術，然後復原、出院，可依病人的考量而定。

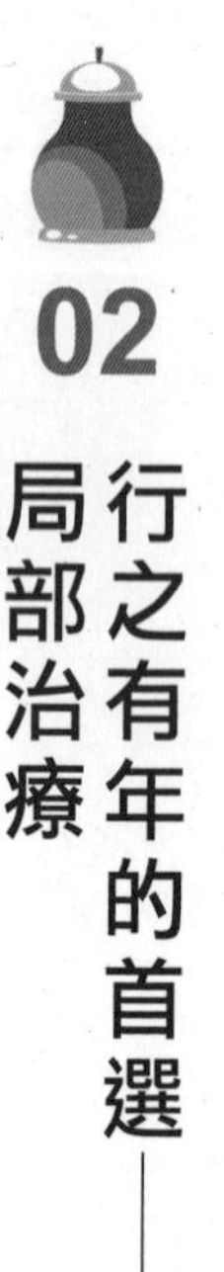

02 行之有年的首選——局部治療

手術切除固然能夠為疾病帶來很大的起色，然而需要付出的代價也不少。手術過程涉及器官的切除，是否能夠只進行局部切除，以及後續的重建、照護問題，都需要醫生和病人共同努力。

手術切除是使用最多、最久的局部治療方法，意謂著把腫瘤所在的器官切除，比如腎臟長了腫瘤，就把腎臟切掉，如果可以部分切除，就只會把部分腎臟切掉，剩下的則保留下來。

但是有些腫瘤長得太大，或是呈現瀰漫整個臟器的狀況，還是會把整顆腎臟拿掉。基本上，一個人有兩顆腎臟，即便拿掉一顆，只要好好愛惜、保護，剩下的一顆腎臟還是足夠負擔身體所需，病人仍可過著跟以前一樣的生活。

手術切除考量：後續替代和照護問題

在泌尿腫瘤方面，大部分膀胱腫瘤採用刮除的方式治療，只有少部分病人的腫瘤實在太大或太深層，於是需要將整個膀胱切除。

一旦切除膀胱之後，醫師會協助病人使用其他方法，取代膀胱最主要的兩個功能：儲存尿液跟排除尿液。最簡單的方法，就是拿一段腸子做為引流，把輸尿管接到大約十五至二十公分的腸子上，使尿液藉由腸子引流到體外，再於病人身體表面接上一個尿袋，用來盛裝這些尿液。

目前還有更精細的方式，用腸子縫出人造膀胱，讓病人的尿液能夠順暢排出。然而，人造膀胱僅能表現出百分之六、七十的膀胱功能，不可能跟原來的性能一模一樣，所以，只有在不得已的情況下，才會決定將膀胱整個切除，使用替代性的人造膀胱。

在攝護腺癌方面，治療上會把攝護腺切除，然而，切除後卻將面臨尿失禁和性功能障礙的問題。隨著手術技巧進步，以及術前詳細評估，雖然無法排除所有副作用，但已經可以讓影響降到最低。

所以，手術切除攝護腺需要更為詳細的考量及評估，畢竟尿失禁會讓病人產生強烈的不舒服感，此外衍生的性功能障礙，也會影響生活品質。

在睪丸癌治療上，會將整個睪丸切除，基本上男人都有兩顆睪丸，只有一顆睪丸也足夠維持功能。睪丸最重要的作用是生殖，由於考量病人的年紀、生育等因素，執行睪丸切除術前，也可以評估進行冷凍精蟲的保存。

手術切除只是治療選項之一，除此之外還有其他的方法，比方說也可以採用高能量，透過高溫燒灼，以達到摧毀腫瘤細胞的目的；低溫也是一種治療方式，不過無論是高溫或低溫皆具備一些使用限制，後面章節會再詳細說明。

手術切除後，治療才真正開始

任何癌症的切除，都是很大的手術。事實上，雖然大家對手術都有一定瞭解，但畢竟仍具有風險，決定之前，必須跟醫生詳細討論，尤其是切除之後，如何進行器官的重建與後續的治療。

千萬不要認為——手術切除後，就代表療程結束，成功康復！這種概念常常使治療功虧一簣，其實手術完成後，後續的治療才是重點。接受治療的真正目的，是為了讓生活品質提升、壽命得到延長，而非追求一次手術的成功。

因此，「就醫的便利性」是需要仔細考慮的一點，有些病人可能千里求醫，但如果因為距離遙遠，導致後續照顧不理想，即便外科醫師做了完美的手術，將一個很困難的腫瘤切除，也重新建造好器官，一旦後面的照顧無法好好進行，也可能功敗垂成，使治療成果如曇花一現，這是非常可惜的事。

雖然手術切除能一次解決大多數的癌細胞，但決定執行之前，仍要進行許多考量。若只是部分切除，或許還不會對生活造成太大影響，若需要整個器官切除，就必須考慮對未來日常生活會不會造成困擾，並想出解決方法。

當然，手術切除後，後續的治療也不可廢棄，若術後沒有良好照顧，可能導致前功盡棄，這是醫生及病人都不樂見的情況。

因此，手術切除不僅對醫生而言是技術的檢驗，對病人而言，進行與否，以及後續的治療是否順利，也是極大的挑戰，需要兩者共同面對，才能抗癌成功。

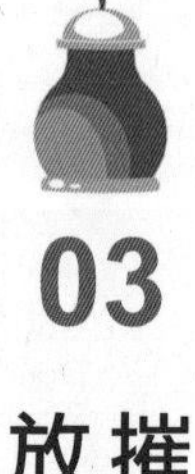

03 摧毀癌細胞的堡壘——放射線治療

在癌症治療上，放射線治療也是很好的選項，不僅治療範圍侷限更少，也不需施打麻醉，有許多讓治療更方便、順暢的優點。然而，所有治療都有風險，依照不同體質可能引發不同副作用，無論是手術或放射線治療，都應審慎考量再做抉擇。

放射線治療，又稱電療、放療，是一種利用放射線照射腫瘤的治療方式，藉此將腫瘤細胞清除，以達到癌症控制目的。

放射線治療能否成功，與整體治療計劃有很大相關性，由於每位病人跟每個腫瘤的情形都不太相同，放射腫瘤科醫師會根據病人不一樣的狀態，決定放射線的照射範圍與劑量，才能達到良好的治療效果。

放射線，染色體的強力殺手

日本廣島原子彈爆炸後，科學家研究發現，一旦身體接受到五百厘戈雷的照射，有一半的人會在三十天內死亡，代表這樣的照射對於正常細胞有很強大的殺傷力。

但是受到這種照射之後，體溫的升高情形卻非常有限，只有攝氏千分之一度而已，由此可知，細胞死亡的主要原因並非由照射產生無法承受的高溫，而是對身體的染色體細胞造成直接跟間接的破壞，讓染色體斷裂死亡。

醫學上利用此原理來消滅癌細胞：細胞沒有分裂時，染色體濃縮成一團，有外層保護，不容易被發現，也不容易被破壞；但當細胞處於分裂狀態，染色體會比較脆弱、沒有保護。癌細胞和正常細胞不同之處，在於癌細胞常常處於分裂狀態，染色體裸露機會較高。所以，正常細胞的染色體在良好的保護下，不太容易被輻射線破壞；但癌細胞因為不斷分裂，因此只要被輕微的放射線照射，染色體就會被破壞，導致死亡。

這就是為什麼，放射線治療照在同一個器官上，正常細胞比較不會受傷，但是癌細胞卻容易受傷而死亡的原因。

• 染色體和健康的關係

人類染色體的最小單位是雙股DNA，若只有其中一股受損，身體的機制會透過另外一股「猜」出受損那一股缺陷的部分，並進行修補，倘若雙股都受損，就不知道如何修補回原樣。DNA單股斷裂雖然比較有機會修補，但修補率並非百分之百，有時候斷裂得太厲害，或者對側股沒有辦法提供足夠資訊，即使是單股的斷裂也會造成細胞遺傳物質錯置。

然而遺傳物質錯置不一定會造成細胞死亡，要觀察錯置位置以及錯置後產生的細胞物質重不重要，如果錯置的位置很重要，就會造成細胞死亡；如果不重要，即使遺傳訊息發生錯誤，也不會造成太大影響，細胞不見得會死亡。

體內照射？體外照射？傻傻分不清

在低劑量的放射線照射之下，正常的攝護腺細胞不會死亡，由於癌細胞容易處於分裂狀態，因此被放射線照射死亡的機會比較高。現在治療大多使用低劑量、長時間、多次照射來摧毀癌細胞，避免正常細胞死亡，由於劑量低，正常細胞不會受到太大的影響，加上照射次數多，就更容易攻擊到正在分裂的腫瘤細胞，這是現在放射線治療的設計模式。

放射線治療的作法有兩種：一種是「體外照射」，另外一種是「近距離照射」，亦即所謂的「體內照射」。在台灣大部分都採用體外照射，病人進入機器內部，定位腫瘤所在的位置後，對器官投射放射線；至於體內照射，則是把會發出放射線物質的東西放入病人體內，讓它從身體裡照射腫瘤細胞。

體內照射的好處是，因為放射物更接近腫瘤細胞，使用劑量便可以更低，對身體的傷害更小；但缺點是將放射物放進身體需要進行很多步驟，而且並非每個器官都可以放入這些物質，於是只有少數癌症有機會使用體內照射。攝護腺癌即是可進行體內照射的癌症之一。然而，台灣實際上使用體內照射的攝護腺癌患者數量很少，由於擁有這項技術的國內、外醫院並不多，加上體外照射相對方便，也不會發生病人帶著放射線物質離開醫院的困擾，因此台灣目前還是以體外照射為主要的治療方式。

百利而無一害？放射線的優缺點

選擇開刀？還是放射線治療？每種治療方式各有優勢，加上癌別不同，以及病人的個別差異，仍需由專業醫師進行評估。比起手術開刀，放射線治療的優點，下面逐一列舉：

◆**不受解剖位置限制**：進行手術時，有些器官所在的位置比較深，或要切除的腫瘤旁邊有重要器官，這種情況將阻礙及干擾手術操作，導致不順利，或根本無法進行。但理論上，放射線治療沒有範圍限制，只要機器可以對準腫瘤，放射線就打得到，相對於手術，放射線治療比較不受解剖位置的限制。

◆**細胞、組織影響小**：放射線治療的原理是使用低劑量的放射線，正常細胞、組織受到的影響比較小，不像手術切除是切除整個器官，影響範圍大。

◆**不須施打麻醉**：若要進行手術切除，病人必須注射麻醉，這時便要承受麻醉的風險；而放射線治療基本上不需要麻醉，相對風險較低。而且在治療中，不會因為麻醉而失去意識，可以維持清楚的思考，對於某些病人而言，這種方式反而是一大優點。比方說，心肺功能不好的病人，無法承受長時間的麻醉，因此，就無法接受手術治療；可是，因為放射治療不需要麻醉，就沒有這個問題。一般人都認為手術是一件危險的事，其實很多時候，麻醉的風險也很高。這也是為什麼現在的醫院，會需要麻醉醫師來維護病人手術時的安全。

◆**治療途徑方便**：放射線治療因為不需要麻醉，每次照射時間短暫，病人到門診就能進行，但也代表病人必須長時間天天到醫院，因此同時是優點也是缺點，因人而異。

◆**類似化學治療效果**：癌細胞遭受照射之後，染色體發生斷裂，並產生分子游離的現象，這些跟化學治療的效果有些相似。

◆**藥效發揮準確性高**：化學治療有時會受限於藥物濃度，血流比較少的地方難以發揮藥效，但放射線治療因為不受解剖位置控制，基本上看得到就照得到，準確性非常高。

◆**對身體影響低**：因為僅針對組織照射，比較不會影響全身，因此產生的全身性毒性非常少。

放射線治療看似有上述諸多好處，但也並非沒有缺點或侷限性，下面一樣逐一陳述：

◆**療程漫長**：病人整體治療的時間很長，需要天天到醫院報到，雖然每次治療時間只有二十分鐘到半個小時，但治療期可能長達一個半月或者兩個月。

◆**後遺症**：放射線治療還是會有後遺症，而且大多不是立刻產生，而是治療完幾個月或幾年後發生，例如：以放射線治療膀胱癌，可能會產生放射性膀胱炎，通常是幾個月或幾年之後才出現，有時候會造成病人嚴重的血尿情形；另一種狀況，癌症治療好了之後，治療器官可能因為曾經照射過放射線而發生問題，這也是需要再處理的狀況。

◆**反應程度不同**：這是放射線治療最致命的問題，不是每一種癌症對放射線治療的反應都很好，雖然癌細胞會快速分裂，導致染色體暴露，但是有些癌細胞就算如此，染色體還是可以受到良好保護，因此治療成效不高。

比方說，腎細胞癌對手術切除的反應比較好，放射線治療的反應卻很差，因此進行局部治療時，不建議腎細胞癌病人進行放射線治療。不過，若針對攝護腺癌，放射線治療或手術切除的治療效果其實差不多，病人可依個人需求進行選擇。

「副」債累累——那些難以承受的副作用

放射線治療之後，正常組織受損，便可能產生副作用。

放射線照射正常的組織，因每個人體質不同，有些人不會產生異樣感受，有些人的正常組織卻會隨之受損，若是如此，後續處理就比較麻煩。一般而言，放射線治療的副作用即為正常組織受損，至於哪些組織受損則與照射的腫瘤位置有關，例如放射線腸炎跟放射線膀胱炎就是常見的副作用，有些腫瘤在肚子裡，照射過程中多少會照到部分腸子，可能會造成放射性腸炎；有時候照射到膀胱，就會造成放射性膀胱炎。

這些副作用發生的機率雖然不高，然而一旦發生，卻不太容易痊癒，正如前面所述，這些症狀很少在接受治療的當下發生，都是接受治療後幾個月，甚至幾年才發生，以現在的醫學技術而言，無法事先預知哪些病人會產生副作用的困擾，只有真正發生才能知道，並進行後續治療。至於紅腫熱痛、皮膚變色、破皮、潰爛等副作用，則要看照射位置與深度，如果照射位置靠近表皮，能量集中便可能造成表皮損傷；若照射位置比較深層，表皮則不一定會發生這些現象。

因此，為了降低不必要的損害，醫師會根據照射位置安排放射線的路徑。另外，照射劑量也是一大問題，有些腫瘤以低劑量為主，雖然照射次數高，表皮卻一點變化都沒有，有些腫瘤則需要高一點的劑量，表皮自然受到損傷。

◆膀胱損傷——放射性膀胱炎

基本上，如果治療膀胱癌或攝護腺癌，由於照射範圍包含部分的膀胱，便可能造成放射性膀胱炎；若是治療鼻咽癌，照射位置在頭部，跟膀胱毫無關係，便不會產生放射性膀胱炎。簡而言之，副作用與照射部位有著密切關聯。

膀胱經由放射線照射治療，日後可能會發生發炎反應，進一步造成部分細胞黏膜壞死，使病人有不舒服的感受，甚至血管破裂、出血。

放射性膀胱炎，正是其中一個比較令人困擾的後遺症，傳統上會造成此疾病，就是為了治療膀胱癌或攝護腺癌，以及女性為了治療子宮頸癌或卵巢癌時，接受放射線照射，因為位置靠近膀胱，所以膀胱容易受到影響。

這類型的放射性膀胱炎，依據不同程度將其分成四級損傷：

◎**第一級損傷**：膀胱內壁上皮有一些輕微萎縮，偶爾伴隨輕微血尿情形，兩者問題都不大。

◎**第二級損傷**：膀胱中細小微血管整個擴張，斷斷續續出現血尿情形，甚至會有間歇的尿失禁，難以控制小便。

◎**第三級損傷**：膀胱容積整個萎縮，常常發生血尿的狀況，病人的膀胱已經很不舒服。當達到第三級損傷時，表示病人狀況已經非常差。

◎**第四級損傷**：膀胱整個壞死，甚至會跟其他器官產生瘻管，並持續縮水。到第四級損傷時，便需要透過手術處理。

目前，針對放射性膀胱炎已有許多治療方式，如果真的不幸發生，也不用太灰心，只要配合醫生治療，都可以得到不錯的效果。

◆腸道損傷——放射性腸炎

放射性腸炎是放射性治療之後，附近的腸子因為也被照射到而產生發炎反應，值得一提的是，因為腸子位於膀胱附近，採用放射線治療膀胱癌跟攝護腺癌的時候，也可能發生此症。病人感受到的症狀為：一直想要上廁所、排便，偶爾會有便血的現象，也可能時常伴隨腹痛、腸子攪動、消化不良等情形。

關於放射性腸炎，現在已有不少藥物與治療方式可以處理，但不管是放射性腸炎或放射性膀胱炎，對病人來說都相當困擾，一旦發生，身心皆備受折磨，只有跟醫師好好配合，並做好後續治療，才是正確的解決之道。

因為使用放射線療法，使得許多疾病在治療上更加精確、損傷範圍更小，然而在眾多優點之下，還是有不少需要注意的風險，包括治療時間的拉長，或是不幸產生副作用。這些都是醫師和病人在決定進行手術治療或放射線治療時，需要格外注意的部分，經由雙方好好討論之下，才能選擇出最適合的方式。

直擊臨床門診

手術治療攝護腺癌的張老師

六十七歲的老張是一位退休老師，因為透過持續追蹤，發現PSA比較高，於是到醫院詢問後續處理方式。

評估老張年紀不算太大，生活情況、活動、健康狀況也都不錯，於是安排了攝護腺切片檢查，沒想到檢查之後，發現罹患早期攝護腺癌。由於他認為手術非常可怕，所以表示想要接受放射線治療。

副作用加劇，停止放射線治療

理論上，大部分病人接受放射線治療後，不會有什麼副作用，雖然可能發生灼燒、疼痛等情況，但機率非常低，這種情況類似在每天上班的路上遇到車禍，雖然可能發生，但機率不高。基於這個道理，老張選擇進行放射線治療。

不過，每種治療都會因為個人體質而有不同感受，老張在接受放射線治療之後，產生一些不舒服的情況，其中最大的問題是腸胃道蠕動變得極度不規律，很容易拉肚子。經由評估，他的腸胃道可能對幅射線的感受度很高，照射之後，大腸蠕動加速，導致不斷拉肚子，甚至一天高達五、六次。

老張覺得副作用對生活產生很大的影響，所以決定中途停止放射線治療。

手術切除後，固定回院追蹤

老張停止放射線治療後，沒有再接受後續治療，只持續進行追蹤以便了解癌症情況。追蹤兩年之後，他的PSA又開始慢慢升高，由於他不適用放射線治療，只好透過手術將攝護腺移除。

現在已經過了五年，目前老張維持每三個月回院追蹤一次PSA的狀態。

此案例告訴我們，大部分情形下，放射線治療不會有問題，但若遇到不適症狀，中途也可以喊停，如果沒有完成放射線治療，或者因為治療效果不佳，決定轉為手術治療也是可行的方式，所以不需要一開始就侷限於要接受什麼療法，其實還有可轉圜的餘地，找到最適合自己的治療方式才是重點。

04 直搗腫瘤細胞——血管栓塞治療

血管栓塞在運用上有許多優點，可以處理緊急出血情形，也可以施打藥物直接殺死癌細胞；缺點當然也無法避免，例如顯影劑的使用就需要極為小心謹慎。

癌細胞因為需要充足養分，所以會連接幾條血管通往腫瘤，腫瘤便依靠這些血管輸送養分。由此可知，如果能夠找到這種血管，將它們堵塞起來，腫瘤細胞就會因為得不到血液供應而壞死。這種治療手段，可以有效減少腫瘤細胞的數目，甚至直接從供應腫瘤的血管施打化學藥物或有毒物質，將毒性輸送至腫瘤使其死亡，就可以減少全身性的副作用，而達到治療腫瘤的效果，所以血管栓塞也是一種局部治療方式。

全面堵殺癌細胞，血管栓塞的優點

不過，進行血管栓塞手術相當花時間，先將導管放入比較大的動脈上，注射顯影劑，辨認出通往癌細胞的血管後，再將導管移至那個位置注射藥物。

這種做法與化療不同，化療是從靜脈打入藥物，但血管栓塞則從動脈下手，找到供應腫瘤養分的動脈後，直接打入有毒物質，或者用血管栓塞的物質將動脈塞住。

關於血管栓塞的優點，有以下幾點：

一、不需要全身麻醉，病人少了麻醉的風險。

二、血管栓塞因為可以減少腫瘤的血液供應，因此在緊急的狀況中，譬如腫瘤破裂或出血，可以使用血管栓塞進行治療。

三、如果腫瘤太大，可以先做血管栓塞，開刀時腫瘤比較不容易出血，易於後續手術進行；有時同時會有多顆腫瘤，如果要進行手術切除，困難度相對比較高，因為每顆腫瘤切除都需要預留部分安全範圍，但是血管栓塞沒有這種問題，只要可以針對供應養分的血管堵塞，腫瘤數量多寡便不是重點。

四、血管栓塞可以反覆進行，今天先栓塞兩顆，明天再栓塞兩顆，不用一口氣阻塞所有血管，病人也不會那麼辛苦。

血管栓塞的缺點：腎臟可能受損

單單是局部治療就有多種選項可供挑選，一方面表示我們有很多武器可以使用，另一方面也說明並非每個武器都適用於所有病人。因此治療時，一定要跟醫師詳細討論，不要一廂情願認定使用哪一種治療方式，不是所有人都適合同一種。

關於血管栓塞的缺點有以下幾種：

一、假使供應的血管太小，血管栓塞就不能進行。理論上，每個腫瘤都可以找到輸送它養分的血管，只是該血管必須夠粗，如果太細便沒辦法進行栓塞。血管跟道路一樣，由大條的血管分成小條，再依此逐漸分支，如果往腫瘤細胞供應養分的血管大多是小條血管，就不容易一一栓塞住；如果將源頭大血管塞住，由於也要供應給其他正常組織養分，一旦塞住，將導致損失範圍太大，如此便無法進行。

二、進行血管栓塞必須使用顯影劑，顯影劑若使用太多，病人的腎臟將無法負荷，如果病人本身腎臟功能不太好，便不適合使用血管栓塞，又或者進行時間拖得太長，顯影劑使用太多，病人的腎臟會有受損的風險。

三、如果身上癌症太多，或已經四處轉移，血管栓塞就不會是一個好選擇。

四、由於採用血管栓塞堵住血管，可能會對後續供應其他身體組織養分造成影響，所以找到的血管必須只供應腫瘤細胞養分，有時候該條血管不只供應腫瘤細胞，同時也供應很多正常的細胞，此時便不適合做血管栓塞。

根據以上幾點，可知血管栓塞有不少侷限，因此無法全面性使用於所有腫瘤病人。

血管分支不斷，並非所有腫瘤都適用栓塞

在泌尿腫瘤方面，腎細胞癌可以進行腫瘤栓塞，但膀胱癌跟攝護腺癌卻不適用，因為有上述血管不斷分支的問題，要針對主要血管一次性栓塞很不容易。

關於腎細胞癌，也並非全部都適合使用血管栓塞的方式治療。某些腎細胞癌的血液供應分支一樣太多，或者需要將整顆腎臟栓塞堵死，導致損失整顆腎臟，這時不如直接選擇手術，將整顆腎臟切除。除了血管，顯影劑也是一大問題。施打顯影劑找血管的時間很長，但最主要的問題往往不是時間，而是顯影劑將對腎臟產生極大負擔，劑量太多，腎臟可能無法承受，造成急性腎衰竭，這是顯影劑目前沒辦法避免的問題。

因此找血管的過程，如果時間太長，需要使用大量顯影劑，為了保護腎臟，醫師會決定終止栓塞。另外，治療過程通常花費半小時到一小時左右，由於病人意識清楚，也無法躺在治療台上太久。這些都需要經過主治醫師和病人好好溝通，再做出詳細的治療規劃。

做完血管栓塞後，大部分不用再進行腫瘤清除，腫瘤組織會自己壞死。但由於突然大量的細胞死亡、組織破壞，細胞死亡後將釋放大量鉀離子以及毒性物質，病人會發生發燒等非常不舒服的情形，所以血管栓塞後，病人需要住院觀察幾天，處理腫瘤細胞壞死後伴隨的副作用。

血管栓塞是局部治療的選項之一，由於有使用上的侷限性，不是每一種腫瘤都可以使用血管栓塞治療，如果合用當然可以選擇，如果不合用，就不需勉強，應該跟醫生討論是否適合採取這種療法。

血管栓塞在治療上面有許多用途，可以用來處理緊急情況，或是可以反覆栓塞血管，讓病人稍感輕鬆一些；然而不可避免的是副作用問題，並非任何人都適用於栓塞血管。

經過仔細評估後，再決定使用何種治療手段，現今有多種醫療方式，代表我們手上已經握有多種武器得以面對強悍的敵人，只有正確選用才能打下勝仗。

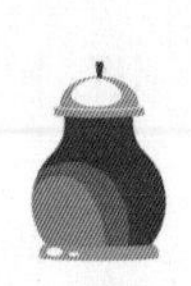

05 癌症治療新趨勢——關於冷凍、高溫治療

隨著科技快速進步，溫度也可以成為治療的手段。無論是冷凍治療或是高溫治療，透過異於正常身體的溫度，達到消滅體內腫瘤的目的。

前面提到多種局部治療方法，可以知道在醫療進步的現代社會中，有許多治療方法供大家進行選擇，不再侷限於少數幾種傷身且恢復期長的療法。

接下來要再提出兩種方法，溫度也可以成為治療的手段，有效幫助人體清除腫瘤。

寒氣逼走「癌」——冷凍治療

科技進步之下，冷凍治療正是近年發展出來的一種治療方式，其實一開始並非應用於人體，而是應用於航空科技的技術。

此療法利用超導的探針（用超級導冷的金屬所做的探針），在超音波、X光，或者是電腦斷層的指引下，把探針插進腫瘤組織裡面，利用氣體讓探針急速下降到零下一百六十度到零下一百八十度左右，快速讓它結冰（目前最常用的是氬氣，以後可能會有其他氣體可使用）；之後再輸出氦氣，讓它快速升溫至二十五度，藉由「急速變冷」跟「急速回溫」的過程，讓腫瘤細胞組織形成冰球破裂，造成腫瘤細胞與腫瘤組織的死亡。

◆這樣做，「針」的沒問題嗎？

簡單來講，冷凍治療即是將探針插進腫瘤組織裡，讓它迅速降到零下一百六十度，再迅速回溫到二十五度，利用快速溫差造成腫瘤組織裡的細胞死亡。

但是這種治療有其治療區域，以針扎下去的點作為圓心，使附近區域細胞死亡。有時候會一次插入多支針進行治療，必須做一些設計去鎖定範圍，因此冷凍治療雖然有效果但也有不少侷限，如果腫瘤組織太大，這種治療方式就不可行，它比較適合小型腫瘤。

「插針」的優點，有以下兩種：

一、正常組織可以被保留，病人的恢復期比較快。

二、傷口小、出血少，是一種微創型的手術。

當然「插針」也有缺點，大致為以下幾種：

一、當腫瘤太大，就無法使用。

二、無法一次治療太多腫瘤，若組織的受損範圍太大，病人也受不了。

三、因為冷凍治療是一種局部治療，如果是已經轉移的腫瘤，也不適合進行。

四、雖然現在冷凍治療號稱治療區域可以達到直徑八公分，但事實上如果大於五公分，治療的效果就會變差。

五、治療很花時間。冷凍回溫的循環過程大約十分鐘，這期間會讓百分之九十五的腫瘤細胞組織壞死，但如果要達到比較好的治療效果，做兩個循環以上較為適當，因此治療的時間也是一個問題。

六、冷凍治療是一種新療法，需要患者自費，每次的花費都是十幾萬到二十萬，費用相當驚人。但是在台灣醫療現階段，若符合條件，健保會給予給付，如腎細胞癌；除了費用的負擔外，因為最近幾年才開始發展這項技術，長期的治療效果，例如十年、二十年的追蹤結果，目前並不清楚。因此，病人若要採用這種治療方式的話，需要審慎考慮。

◆冷凍治療——建議而非標準

冷凍治療因為用針去扎，術後出血、疼痛偶爾還是會發生。此外，在治療攝護腺癌時，尿失禁比例雖然比開刀低，但還是可能發生，而且因為它從肛門直腸去扎攝護腺，也可能在尿道跟直腸之間產生廔管，造成彼此相通；另外，理論上雖然是局部的低溫，但有時候因為病人體質的關係，可能造成全身性的冷休克狀態（指病人全身的體溫過低，造成休克與器官衰竭）。因此冷凍治療有時候可能不只造成局部的損傷，也會產生全身性的風險，發生機會雖然低，但並非完全不可能。目前冷凍治療並非一套標準的治療方式，不像手術治療、放射線治療或血管栓塞是標準的治療選擇，冷凍治療只是一個建議的選項而已。

燒死癌細胞——高溫治療

若說冷凍治療是將腫瘤細胞凍死，高溫治療就是透過高溫把腫瘤細胞燒死。

然而，所謂「燒死」並非如想像中溫度升高至一百度，其實只要達到六、七十度，很多腫瘤組織附近的細胞就會死亡，達到治療的效果。

這種療法與冷凍治療相似，也是藉由超音波、電腦斷層、核磁共振等工具定位，接著把治療的針頭扎入腫瘤組織，針頭就會震動，產生六十度左右的溫度讓腫瘤組織受損，進而死亡。由於產生溫度為六十度左右，如果腫瘤組織附近血管的血流很豐富，溫度會被血流帶走，治療效果比較差；另外，腫瘤組織如果不大，治療效果會很好，組織如果太大，便只有針頭附近能達到效果，遠一點的地方，由於溫度難以傳達，治療效果會變差。針對部分腫瘤，健保將給付高溫治療，但同樣並非每種腫瘤都合乎標準。

◆熱水澡或桑拿浴，有助於對抗腫瘤？

洗熱水澡時，如果溫度達到五十五至六十度，就會覺得水溫非常燙，無法在燙水裡待太久時間。正常皮膚有豐富的血管，若只是單純泡澡，由於血液循環增加，局部組織的溫度實際上不會快速升高，但如果持續泡澡直到溫度上升過高，人體也會連帶受損。舉例來說，如果身體發高燒，三十八、三十九度的體溫就會使人感到不舒服，如果體溫持續處於五十度以上，甚至會有死亡危機。

坊間聽到的「溫療」，實際上是無稽之談，無論如何，身體會讓體溫維持適合的溫度，不會有劇烈的高低起伏，即便天氣再熱、再冷，身體都會維持一個溫度——恆溫，保持恆定的狀態，超過或低於這個溫度，人體都會不適，衍生可能的疾病。

◆高溫治療，也會導致器官燒燙傷？

高溫治療的優點和冷凍治療一樣，透過扎針治療，也屬於微創的一種，有些身體狀況比較不好，全身麻醉的手術風險過高的病人，可以考慮這種治療。因為是所謂的微創，且透過扎針，比較不會產生手術出血，或是需要用大量麻醉藥的問題，器官也不會受損。

主要缺點在於，溫度需要高達六十度左右，如果附近血管的血流豐富，雖然探針持續提供六十度高溫，但旁邊的血液會將溫度帶走，造成治療效果差。由於很多腫瘤附近血流都很豐富，因此並非每種癌症都可以用高頻熱的治療達到效果，使用性有所限制，也可能造成出血、感染、鄰近組織損傷等併發症。

若只有出血問題還不嚴重，畢竟針不是太粗，透過壓迫即能獲得解決；若是因為扎針，使得不乾淨的細菌沿著扎針路徑進入體內，導致發生感染，會對人體造成比較大的傷害，但現在消毒技術的發展已經相當完善，感染機率很低。鄰近組織的損傷機會，則和治療位置有關，有時為了將局部組織燒死，可能造成鄰近器官的損傷，這種狀況通常很難避免。

新的醫療技術帶來新的治癒曙光，對抗癌症不用慌，選對治療方式，良好的術後養護，就能遠離癌病的侵擾，找回健康的身體。

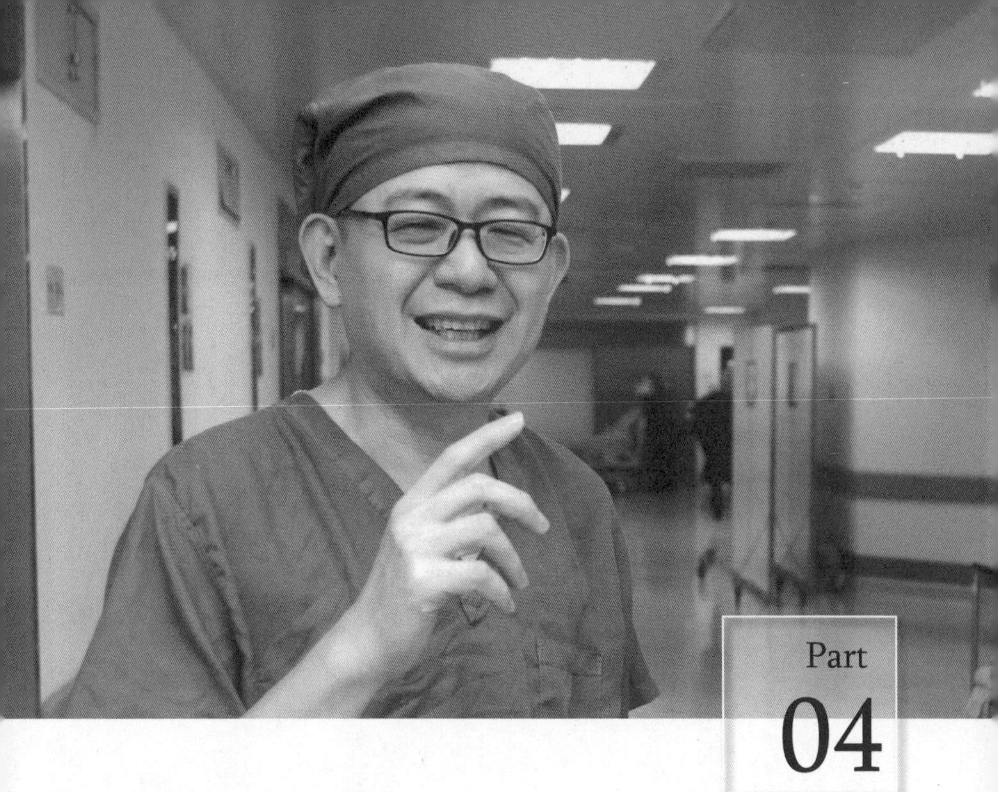

Part
04

全方位治療——正規醫學，尋找抗癌新曙光

癌症，並非無藥可治！現代醫學與科技的進步之下，治療方式有了更多選擇，無論是手術、化療，或是比較新穎的標靶治療、細胞治療，都為癌症治癒帶來全新曙光。

正因為有多種選擇，不同病情有各自適合的治療方法，在選擇前，應詳細了解內容並和醫師討論，才能找到最符合自己需求的方式。

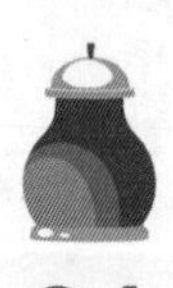

01 抗癌零死角，首選全方位治療

實際上，癌症沒有想像中那麼恐怖，如果檢查結果是末期，也不代表馬上就會死亡。關於癌症的治療，有許多誤解需要一一釐清，擁有正確的觀念，才能安心走向抗癌之路。

基本上，癌症屬於全身性的疾病，因此治療上聚焦於「全身」，然而大家一聽到「全身上下都要治療」，心裡不免會害怕，覺得是不是已經沒辦法治癒了？

首先，需要釐清一個重要觀念，大部分的疾病本來就無法治癒，比方說高血壓、糖尿病等。雖然如此，一般人罹患高血壓、糖尿病，只要吃藥就能穩定控制，甚至糖尿病到後來使用胰島素治療、打針，我們也不會因此感到特別恐懼，但是講到癌症需要化療、吃藥、打針，多數人卻害怕不已，這是非常不合理的事情。

「癌」過去吧！人生並非到此就是盡頭

現今的癌症療程中，很多的病人接受治療之後，會變成類似慢性疾病一般，只要好好接受治療，觀念正確，其實癌症的治療並沒有那麼可怕，相對帶來的副作用，大部分也都在可以控制的範圍之內，所以不用太過擔心。

本書希望特別強調一些觀念，癌症治療並沒有想像中痛苦，嘗試尚未進行過的療程往往較為艱辛，但曾經做過的治療，便不再感到那麼辛苦；這跟考試相似，陌生的考題不好考，曾考過就顯得容易。事實上，到底需不需要接受治療，以及治療後能帶來什麼好處，才是面對治療前真正需要思考的問題。如果有需要，辛苦就是應該付出的代價，雖然治療確實疲累，但沒有想像中痛苦，只要撐得過去，問題其實不大。

大部分癌症治療會產生哪些副作用、病人會有哪些不舒服的症狀，現今已相當清楚。正因為這些治療使用後，病人能獲得的好處遠大於病人承受的辛苦，這些治療才會存在至今。後面章節將提到新藥測試與藥物發展的過程，讀者閱讀後便可瞭解，治療過程或許非常辛苦，但對病情一定有幫助。一個治療方法成為標準治療流程，並得到主管機關許可，留存至今，其帶來的好處必定大於壞處。如果一項治療壞處大於好處，基本上不會被現代醫學採用。

「癌症是否跟死亡畫上等號？」實際上，人的一生必定經歷生、老、病、死，若說得癌症、生病就是跟死亡畫上等號，這種說法並不完全正確，重點在於如何過日子。有一句話這麼說：「到底是明天先到？還是無常先到？」這個問題永遠沒有人知道，不過，無常往往先明天一步到達，如果用這個態度看待身上發生的所有事情，便比較知道怎麼面對與處理。民眾若對癌症感到懼怕，應該要尋求正規的醫療，以及醫生的幫助。其實，大部分的懼怕，還是來自於對癌症的不了解。這也是我們希望藉由撰寫書籍，讓大眾更了解癌症以及治療相關知識。

全身性疾病，需要全身治療

在癌症治療原則中，首先，有全身性的風險就要進行全身治療。局部治療所產生的副作用，大多只影響局部，不容易產生全身的副作用。因此若能使用局部治療，應當優先考慮；但事實上，大部分癌症都屬於全身性疾病，就算局部只發現一個病灶，全身也可能都有潛在風險。在這種情況下，如果全身治療能夠降低很多風險，便有其必要性，不能因為局部治療效果不錯，就不願意接受。

回到一開始提及，當腫瘤很小時，縱使所見只是很小的腫塊，卻已經存在上億顆癌細胞了。別忘了一再提起的數字：一顆一公克的腫瘤，是由十億顆癌細胞組成。建立在此事實基礎，需要進行適當處理，治療才能夠達到效果以控制或消滅癌症。

治療癌症最好的方式，便是一察覺有問題，就趕快做根治性切除，大部分情況下，根治性切除還是最有效的治療。進行根治性切除後，會得到一份病理報告，藉此得知癌細胞是否已擴散至全身，如果有懷疑，就要接受全身性治療，亦即癌症輔助治療，包含化療、荷爾蒙治療、標靶治療等等。逃避全身性治療，覺得進行手術切除或放射線照射就已足夠，這種觀念簡直大錯特錯。

事實上，全身治療就是要降低癌症再復發的風險，這也是為什麼要進行全身治療的另一個理由。

如果執行非根治性手術，通常一定要再加上全身性治療，一般進行非根治性手術，只是為了減緩當時疾病帶來的生命威脅和症狀，而非治癒性治療。因此，手術之後，更是要加上全身性治療，才能得到更好的癌症控制。

安心抗癌，常見五種治療方法

最常見的五種癌症治療方法，分別為：手術、放射線治療、化學治療、標靶治療、免疫治療，這些方法將在後面章節一一介紹。

手術跟放射治療，皆屬於局部區域治療；而化學治療、標靶治療與免疫治療，則是全身性治療。如果腫瘤經醫師判斷後，確認為局部性疾病，進行局部治療即可，如果是全身性疾病，就需要進行全身治療。

「醫師，同樣屬於局部治療，該選擇手術或放射治療？」這時應觀察腫瘤特性，有的癌細胞對放射線治療反應很好，此時當然可以選擇放射線治療，但有些腫瘤細胞反應很差，放射線治療就不應該成為選項。

比方說，腎細胞癌對放射線治療反應不佳，這時選擇放射線治療來治療腎細胞癌就不太合適；如果是攝護腺癌，手術治療跟放射線治療效果都不錯，都可以評估選擇。有些癌症對放射線治療反應比較好，例如頭頸癌，此時就可以使用放射線進行治療，不一定要選擇手術治療。

事實上，選擇哪種方法要依癌症種類及特性決定，也需要瞭解各別癌症的成因。當然，病人本身的體能條件也很重要，需要跟醫師進一步討論，才能決定使用何種方法最適合自己。

手術可以把整個組織取出來化驗，得到的資訊也比較多，是其優點，當然也有問題存在。例如病人需要住院，手術也有風險；放射線治療大部分不需住院，但是治療時間比較長，除此之外，也沒有手術的標本，很難得到進一步資訊；最後則是放射線治療會有一些晚期併發症產生，也會造成病人不少困擾。

治療選擇因人而異，每種腫瘤狀況也不同，病人應根據各種因素進行決定，挑選出最適合的治療方式並配合治療，才是治癒疾病最好的方法。

癌症末期，並非末日

當醫生和病人表明，目前病情已經不能開刀或切除，不一定代表是癌症末期，可能因為病人身體狀況不允許，譬如心臟功能不佳，或者身上有其他問題，沒辦法在此時進行手術。

事實上，「末期」聽起來著實嚇人，但有些癌症即便真的到了末期，病人的存活期還是很長，好好接受治療，可以變成跟疾病共存的狀態，末期只代表接受的治療種類不同，不一定具有太大意義。

以現代醫學角度而言，癌症分期是為了方便醫師進行治療選擇的決定，而不是代表病人在哪一期，就只剩下相對應的壽命。永遠要記得「明天和無常，常常是無常先到」，不要拘泥於「還能活多久」，畢竟，癌症初期的病人如果不願意配合治療，也不一定比癌症末期卻願意好好治療的病人活得長久。

很多人會對進行切片檢查感到害怕，認為癌細胞透過穿刺或檢查，就獲得擴散或跑出去的機會。醫學上也曾有這個疑慮，但機會很小，很少單純因為切片，而讓本來不會擴散的癌症擴散出去，若真的發生擴散情形，大多是腫瘤細胞早已擴散出去。

當治療過程中發現決定性關鍵因素，醫生才會建議進行切片檢查，比方後續治療要選擇什麼藥物施打、後續治療應該要選擇怎樣的手術及治療方式……。簡單來說，進行切片大多是治療遇到瓶頸，或在十字路口上，需要做決定時才會進行。基本上，因為切片得到的資訊，好處遠大於疾病可能擴散的風險，醫生才會建議病人執行切片檢查。

釐清癌症醫治的原則，避免因為不了解而畏懼治療，錯過醫治時間以致於無法挽回，如果能透過此書給予病人正確的觀念並配合醫囑，就是最好的成果。

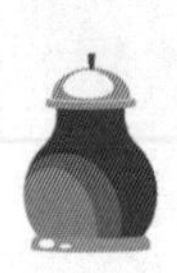

02 瞄準時機，攻打敵人弱點——化學治療

化學治療現今大量應用於癌症醫治上，雖然療程相當辛苦，也有不少副作用產生，然而利大於弊，只要願意撐過整段療程，往往可以獲得美好結果。

任何細胞在沒有分裂的時候，是最堅強的狀態；當它進行分裂，為了將細胞從一個複製為兩個的時候，則相對脆弱，因為它會暴露出自己的染色體，過程中只要稍有出錯，分裂就會失敗，造成死亡，因此分裂是細胞最脆弱的時刻。

治療癌細胞的時候，需要找到癌細胞的致命弱點，再根據特點設計治療方式。

化學治療進行分裂攻擊

目前所知，癌細胞跟正常細胞最大的不同，在於癌細胞比起正常細胞更常分裂、複製，於是根據這點發展出許多化學治療藥物。這些藥物會攻擊正在分裂的細胞，只要該細胞處於分裂的狀態，就容易被這一類藥物攻擊導致死亡，這就是化學治療的原理。

第一次世界大戰的時候，人們發現被毒氣攻擊的士兵，血液中白血球數目減少，進而發現化學物質會攻擊正在分裂的細胞，據此研究，慢慢地演變並製造出化學治療的藥物。

研究得知，分辨癌細胞跟正常細胞最大的特點，就是癌細胞時常分裂，據此原理設計出藥物，只要細胞時常處於分裂狀態，就將它假設為癌細胞，然後讓藥物攻擊。由於沒辦法在人體設置管制站，將細胞一顆一顆詳細檢查，只能以細胞生物學上的特性區分，所以治療上難免產生副作用。

雖然主要攻擊快速分裂的細胞，但身體裡面也有一些正常細胞本身分裂頻率比較高，比方說口腔黏膜細胞、頭髮和骨髓造血細胞。頭髮的細胞時常分裂，所以能夠一天天地長長；白血球會每天汰換，紅血球也是，化療同樣會攻擊這些常常分裂、複製的細胞而產生副作用。不過，這些細胞分裂次數還是比癌細胞少，於是病人承受的副作用相對而言就沒有那麼大。

謝醫師的
健康揭「泌」

‧細胞分裂的原理

細胞隨時都在分裂，一個卵子跟一個精子結合成受精卵細胞，從一顆不斷分裂成上千億顆，才形成人體。關於細胞分裂，細胞核的核心即染色體，它攜帶細胞中一些遺傳物質，就像一組密碼，細胞一切運作都根據染色體上面的指令，所以一般正常細胞在沒有分裂的狀況下，染色體會濃縮成一團，幾乎看不到，因為這是最安全、最不會受到攻擊的狀態。

一旦細胞需要分裂，染色體就要打開、拉長，複製成另外一對完全一樣的染色體。因為染色體上有非常多遺傳密碼，身體細胞裡也會有檢查複製是否正確的機制。若是發生錯誤，可以修正就修正，不能修正就停止複製，並讓細胞死亡，不讓錯誤訊息傳遞下去。染色體經過複製、檢查後都沒問題才會分開，成為兩組一模一樣的染色體，緊接著細胞分裂，就會得到兩個完全一樣的細胞。

由於癌細胞不斷分裂，染色體打開是最容易被攻擊的時機，利用此原理設計的藥物，或是讓輻射線進行攻擊，藉此得到殺死癌細胞，治療癌症的效果。

癌症問答題，你了解多少？

「醫生，化學藥物到底需要打多久？」一位身體虛弱的病人輕聲問著。

關於癌症治療常有一些問題，像是化療該打多久？癌症治療的設計需要根據病人狀況，且因人而異，藉由過往實驗上的數據，判斷某種癌症需接受某種化學藥物治療，打幾次後會呈現最好的治療效果，再根據病人的情況設計與調整。

實際上，什麼癌症必須進行幾次化療，從來沒有硬性規定，就跟用餐相似，通常每餐吃一碗飯，但從來也沒有規定必須吃一碗、半碗或兩碗。化學藥物施打，需要根據當時狀況設計跟調整，並依各別病人的狀況決定療程多久，「固定的治療方式」是不存在的說法。

雖然以過去的經驗可以得知，一群病人經歷治療後，有多少比例會達到理想療效，但因為每位病人情形不同，對藥物的反應也不同，所以無法知道誰會有治療效果。正因如此，醫師不會硬性規定病人必須怎樣治療，一切都要看個人狀況調整，比方說，體重四十公斤的病人和九十公斤的病人，即使是同樣的癌症，治療的方式也該有所不同。

「到底化學藥物是口服、注射，還是塗抹，哪種比較好？」答案則是不一定。

因為每種藥物有不同特性，一個藥物設計的基本原理，如果能夠做成口服藥，就不會做成注射，若非萬不得已，也不會發展成注射的藥物，但有些藥物，製造成口服藥沒辦法經過人體吸收及利用，只能做成注射的藥物。

其實最理想的形式是塗抹，只要塗抹在身體裡面就可以進行治療；用鼻子嗅聞就可以達到治療效果的藥物，也是相當理想的狀態，但是仍必須依照藥物的成分、結構式，還有人體使用條件如何，才有辦法決定用何種給藥方式與途徑。

謝醫師的健康揭「泌」

• 化學治療，一定要做人工血管？

化學治療不一定要做人工血管，要以施打的藥劑及頻率決定。很多醫生為了治療方便，建議病人做人工血管，就可以直接從人工血管給藥；如果沒有人工血管，每次都要透過周邊血管打靜脈針，次數一多，能夠用的血管就越來越少。

還有另外一個原因，化學治療藥物的毒性通常比較高，對周邊血管傷害很大，有可能治療幾次後，周邊不夠粗的血管就會受損，這種情形之下，就需要裝置人工血管，直接從比較大條的靜脈給藥，對血管的損傷也會比較小。

化療副作用，讓人臨陣而逃？

有些病人確實對化療的副作用反應太大，此時必須重新調整，例如降低化療藥物劑量，以及延長化療給藥時間等等；如果完全不適用化學藥物，或者對化療藥物的反應會產生致命風險，評估帶來的壞處太大，便不應繼續進行。

化療存在個體差異，有些人無法接受藥物，譬如有些病人對藥物會產生很嚴重的過敏反應，自然無法用這種方法治療，但這種情形畢竟少數，不能以偏概全。

任何治療都有副作用，其實就連喝水也有副作用，但不可能因為這樣就不喝水。以現代醫學發展而言，哪一種化療可能產生什麼副作用，都已經相當清楚，然而化療的藥物多至上百種，不太可能一一詳述每種副作用，但醫師預計讓病人做化療前，都會先跟病人溝通可能的副作用，通常都有可以有效降低副作用產生，並且減少不適症狀的方法，所以不用太過擔憂。

癌症治療就像一場又一場的戰役，目的是打贏戰爭（戰勝癌症），不用太在意每一場戰役的輸贏；但是，我們必須認真打好每場戰役，從開刀、化療，到後續的照顧、療養，關關難過關關過，每一場戰役如果都能獲得該有的成績，最後就會贏得整場戰爭。

噁心、嘔吐是常見的副作用，醫學上有不少可以治療這些症狀的藥物；如果白血球降低，也有白血球生成素可以使用，能有效減低化療副作用的產生和影響。

不可諱言，有些病人接受這些藥物的幫忙後，還是會產生強烈副作用，此時應該跟醫生討論，調整藥物及施打時間的間隔，畢竟如果可以做完整個化療流程，治療效果才是最好的狀態，千萬不要太早輕言放棄。

有些化療病人會發生營養吸收不良的情況，日漸消瘦和憔悴，甚至因為營養吸收不足，導致身體產生病變或功能失常而死亡。因此在化療過程中，需要特別注意營養攝取，後面將作進一步補充說明，提供癌友關於營養的建議參考。

化療產生的不舒服感，主要來自兩大部分：第一是藥物本身造成，第二是癌細胞死亡造成，給予化學治療之後，導致大量癌細胞死亡，這種情況多少造成身體負擔。接受化學治療的病人，必須好好區分是因為哪種原因造成的不適，如果是癌細胞大量死亡造成，就某個角度而言，也應該要覺得慶幸。

身體裡每天都有不少正常細胞死亡，經由肝臟和腎臟的解毒、排泄作用，將死亡細胞排出體外，這是身體既有的代謝機制。癌細胞死亡就跟正常細胞死亡相同，只是癌症病人接受化療或其他治療之後，癌細胞大量死亡，造成身體在排泄上產生負擔，於是帶來不舒服感。

透過醫學快速進步，化學治療成為癌症治療上很重要的一環，然而化學治療所帶來的強烈副作用，往往令人心生畏懼。事實上，現今科學對藥物可能產生的副作用皆有詳細了解，於是如何降低影響或傷害都有相對應方法，不需要太過緊張，只要認真面對每次治療，打好眼前每場戰役，一定能收得甜美戰果。

直擊臨床門診

採用化療治癒膀胱癌的芭樂師姐

年約六十的芭樂師姐，是一位女慈濟人，平常白天幫忙兒子經營早餐店，因為自家種植不少芭樂，每次回診，都會帶著一大袋芭樂前來分享。

某天因為發現血尿前來就醫，結果被診斷為膀胱癌，將膀胱腫瘤刮除之後，發現腫瘤屬於侵襲性的膀胱癌，已經侵犯到肌肉層。

化療消滅癌細胞，得以保留膀胱

理論上，這種癌症需要進行膀胱切除術，跟她討論之後，建議先做化學治療，之後再做一次膀胱切片檢查。芭樂師姐很合作地做完整個化學治療程序，進行膀胱切片檢查時，發現原本侵犯性的癌細胞已經被化學治療藥物消滅，沒有再發現腫瘤，膀胱因此被保留下來。

持續追蹤至今已經過了四年了，沒有發現腫瘤復發的跡象，芭樂師姐目前大約每半年回來追蹤一次，每次回院時，總是和大家分享她自己栽種的美味芭樂。

傳統上，膀胱癌病人大部分會採取膀胱切除手術，在醫學的進展之下，發現先讓病人進行化學治療，有部分病人的癌細胞就會被消滅，膀胱就可以獲得保存。雖然化學治療很辛苦，但確實可以帶來很多好處。

直擊
臨床門診

採用切除術治療膀胱癌的員林師兄

五十歲的員林師兄，在外院被診斷為膀胱癌，且發現腫瘤已經侵犯到肌肉層，由於醫師建議將膀胱切除，於是他到本院詢問還有沒有其他可能性。經過診斷，仍建議把膀胱切除，或者先做化學治療，進行兩個療程後，再確認還有沒有癌細胞。

膀胱切除後，進行人造膀胱

員林師兄化療後，再度檢查膀胱，發現裡面還有癌細胞存留，這種情形已經不適合再繼續做化學治療，於是建議切除膀胱。員林師兄原本相當抗拒，因為膀胱切除後需要尿液引流，肚子上打出一個洞，再背一個尿袋，對生活有不小影響。如今醫學相當進步，可以進行人造膀胱手術，再加上他的癌症長在膀胱位置，而不是膀胱出口處，所以適合做人造膀胱手術。

因此討論過後，最後進行手術將膀胱切除，並且做了人造膀胱。手術結束後已經過了一年，員林師兄平常解尿跟正常人沒太大差別，癌症也得到控制。雖然說膀胱切除是一項大手術，但只要跟醫生妥善配合，也可能有機會做人工膀胱，不會對生活產生太大影響。

人造膀胱需要拿取身體比較多的腸子，可以用小腸、大腸或胃。由於大部分都使用小腸，做完手術之後，可能會產生營養吸收問題，所以平時會追蹤病人身體血液裡面的營養狀況，適時補充維他命。有些人可能會發生短腸症，雖然不是所有人都有這種情形，但仍需要注意。

另外，如果使用人造膀胱，病人必須學會自己導尿，因為人造膀胱畢竟不是原來的膀胱，有時候尿液已經太滿，病人不見得會像正常膀胱一樣察覺想要解尿，有時候病人反而只是覺得像吃飽飯一樣肚子漲漲的感覺。畢竟那是用腸子做成的人造膀胱，這樣的反應也可以理解。所以，如果人造膀胱的病人已經一段時間沒有如廁，就必須使用導尿管，自行將尿液導出，才不會造成人造膀胱破裂，這是使用人造膀胱需要留意的重點。

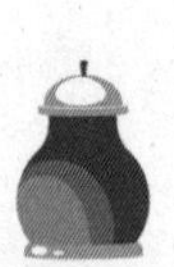

03 癌症止步，妥善掌控——荷爾蒙治療

荷爾蒙對人體造成不少影響力，不僅可以維持身體良好狀態，在醫學治療上也可以發揮作用。此方法相對於其他治療副作用小很多，然而無法治癒疾病，只能使病情受到控制，治療前需要特別理解。

攝護腺癌跟乳癌對於荷爾蒙具有特殊敏感度，例如攝護腺癌對男性荷爾蒙特別敏感，因此針對這兩種癌症而言，荷爾蒙治療特別有效。

大部分攝護腺癌細胞在一開始都需要男性荷爾蒙，才能夠生長、複製，所以一旦把男性荷爾蒙移除，對癌症控制就很有幫助。

荷爾蒙治療，沒有副作用？

關於癌症治療的方式，荷爾蒙治療比起化療、標靶或是免疫療法，副作用相對比較少，病人忍受程度也比較高。在古代，太監被閹割之後，雖然失去男性荷爾蒙，但身體上並沒有出現太多不舒服的症狀，日常生活也不太會受到影響，由此可知，荷爾蒙治療對人體的影響並不大。

以男性而言，移除掉男性荷爾蒙後，會變得比較懶散，失去活力。因為男性荷爾蒙可以讓人產生積極進取的心態，少了男性荷爾蒙，變得比較不喜歡活動、運動，導致病人容易發胖，心態也比較不積極。

因此，醫師會鼓勵正在進行荷爾蒙治療的攝護腺癌病人，盡量維持運動習慣，如同治療前的生活，否則病人降低活動頻率之後，雖然治好癌症，日後發生心血管疾病的機會，卻大幅增加。

荷爾蒙治療分成兩大類，一種是「化學去勢」，另一種是「手術去勢」。手術去勢就是直接把睪丸切除，此法取決於年紀，若病人是一位六、七十歲的男性，透過這種治療可以使壽命獲得延長，便相當值得；若是一位年輕男性，可能就需要好好考量。

另外一種是使用針劑進行荷爾蒙治療，如果是用針劑打入皮下做荷爾蒙治療的患者，一旦針劑停止施打，男性荷爾蒙又會回復原本狀態。因此，針劑治療的病人，在情況允許下，使用間斷性，而非持續性的荷爾蒙治療，癌症就可以得到不錯的控制，生活品質也不會有太大影響。

◆荷爾蒙治療方法

不過，該如何進行荷爾蒙治療，一樣需要跟醫師好好討論才能得到最多好處，千萬不要自作主張，如果會造成疾病失控，反而更加麻煩。

方法	手段	影響
化學去勢	以針施打藥劑	停止治療則恢復
手術去勢	切除睪丸	永久去勢

「勢」不可擋——手術去勢的優點

手術去勢也有不少獨特之處，有些病人可能會因為以下這些優點，而選擇使用：

◆費用便宜：除了手術以外，不需要再額外付其他費用，這是很大的優勢。

因為每個地方醫療環境不同，在台灣大多數人享有健保，而健保對這方面的病症有提供給付，所以關於醫療費用，大家的壓力相對小很多；但如果今天是在需要自行負擔醫療費用的地方，如國外，化學去勢費用高於手術去勢的比例相當多，因此手術去勢不失為一個很好的選擇。

◆**效果快速：**有些病人發現攝護腺癌時，病情已經太過嚴重，必須要立刻控制並避免惡化，此時手術去勢是很適合的治療方式，可立即發揮效果。

假使手術去勢是最佳選擇，就不應該完全依靠化學去勢，畢竟化學去勢需要一段時間等待藥物發生作用，比不上手術快速，根據此點，治療的選擇也因人而異。

荷爾蒙治療是提供控制癌症的方法，而不是將癌症治療痊癒的方式。若是只單靠荷爾蒙治療，就想要使癌症完全消失，是不可能的事。

此療法進行一段時間之後，必然會失效，而有些病人進行荷爾蒙治療途中，癌症治療控制雖然還沒失效，病人卻已經因為其他疾病去世。這種荷爾蒙治療也可以算是成功，因為很多攝護腺癌病人被診斷出疾病時，年紀上已經偏高，如果能讓癌症得到良好控制，使病人和疾病和平共處，也不失為一個好方法。

攝護腺癌救星——荷爾蒙治療

攝護腺癌也可以透過手術，直接拿掉攝護腺而獲得治療。但很多患者發現病情時，已經出現全身性疾病和轉移，單單只拿掉攝護腺沒有太大意義。在早年尚未有PSA檢驗，因此很少早期攝護腺癌能被診斷出來，診斷出的往往都已經轉移，當時的攝護腺癌被視為是不治之症。

沒有荷爾蒙治療之前，攝護腺癌幾乎無法好好治療，藥物、化學治療都沒有理想的效果，連控制都沒辦法。如今，則不可同日而語。現在有很好的荷爾蒙治療，此外，也已經有不少有效的化學治療藥物。現在，大家才注意到，原來可以用這些方法將攝護腺癌控制得那麼好。

荷爾蒙治療的療程需要長時間進行，因此可能引發一些後遺症，例如：性慾減低、陽痿、潮紅、乳房脹痛，這些副作用大多是因為男性荷爾蒙缺乏而產生，但也可以因為停止使用抑制男性荷爾蒙藥物而改善。如果病人使用手術去勢，拿掉睪丸，也可以在適當的情況下，適時補充男性荷爾蒙，來解決問題。

此種荷爾蒙治療雖然有一些副作用，但比起為癌症帶來的控制效果，優點遠遠大於缺點。治療評估上，依然可選擇使用手術或化學去勢，依照個人需求可有不同選擇，只須牢記：荷爾蒙治療是讓癌症得到控制，而非治癒，不應該一味使用荷爾蒙治療，只讓疾病得到不錯控制，若病人有治癒可能，就應該朝向治癒方向前進，除非病人身體狀況不好，或者有其他特別考量，才以取得疾病控制為優先。

因此，接受荷爾蒙療程之後，必須再接受後續其他治療，才是最佳選擇。

直擊臨床門診

利用荷爾蒙治療，重拾健康的建築師阿源

阿源是一位七十五歲的退休建築師，因為抽血時發現PSA比較高，於是來門診接受諮詢。再次檢查後，PSA為十三左右，比起正常指數四高了一些，因此安排切片檢查，結果確認罹患攝護腺癌。

接受荷爾蒙治療與放射線治療

由於阿源的ＰＳＡ比較高，再加上切片結果，表示癌腫瘤惡性度比較高。跟阿源討論之後，他很擔心手術的副作用，於是接受荷爾蒙治療並加上放射線治療。

整體治療過程非常平順，治療後也沒有特別不舒服之處，雖然偶爾會有便血的狀況，但頻率大概一個月僅有一次左右，可能跟放射線治療有關，也可能本身患有痔瘡所致。

持續進行追蹤到現在已經超過五年以上，目前阿源狀況相當穩定、身體良好，不需要再做任何荷爾蒙或藥物治療，只需維持三個月追蹤一次的狀態。

由此可知，荷爾蒙治療確實可使疾病獲得控制，副作用也不會太大，是一種可以考慮的醫療選擇。

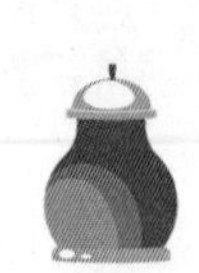

04 鎖定目標，射中「癌」心——標靶治療

標靶治療對現代人而言已經不再陌生，在癌症治療上有相當傑出的成果。然而，有些標靶治療仍屬於比較新的治療方式，不但健保尚未納入給付範圍，長久之後是否會有其他副作用，也因為文獻不足而無法了解，因此，使用上仍需仔細考量。

早期醫學只能發現癌細胞跟正常細胞的差別，在於時常分裂與否，再依據分裂細胞的特質，進一步發展出藥物來治療。

醫學進步後，發現癌細胞具有更多特點，其中一項是上面具有特別的生物標誌，發現這些標記之後，可以對此設計藥物，以攻擊身上帶有標記的癌細胞，這就是標靶治療的原理。

瞄準癌細胞——標靶治療

標靶治療應用於泌尿腫瘤科，最早是針對腎細胞癌的治療，效果卓越。雖然腎細胞癌的細胞很會分裂，但分裂時卻依舊強壯，一般傳統化學藥物對分裂中的腎細胞癌毫無作用，那時幾乎沒有適合的藥物可以治療腎細胞癌。

隨著研究進展，發現腎細胞癌會造成血管新生，於是科學家找到相關的生物標記，以此發展出攻擊腎細胞癌的標靶治療——針對血管新生位點發展出來的藥物，會對製造血管新生的細胞進行攻擊，因此可以順利消滅腎細胞癌，減少正常細胞損傷。

藉此突破性的醫療發現，如今，腎細胞癌可以獲得良好的治療，也由於這種治療方式的成功，很多癌症陸續發現相對應的標靶治療方式。二十一世紀初，多種標靶藥物被製造出來，標靶治療於是成為二十年來最熱門的治療方式。它跟傳統化學藥物不太一樣，雖然都是全身性治療，但只針對有特定標記的細胞才攻擊，對身體造成的損傷比較小，治療效果相當不錯。

化學治療，如同用火箭筒射擊靶心，然而攻擊範圍太大，很多正常細胞也在火力範圍內，難免受到波及；但是標靶治療像一把手槍，可以精準射中靶心，把癌細胞殺掉，攻擊範圍也相對比較小，受波及的正常細胞數量便不多。

根據以上顯示，標靶治療的效益高於化學治療，但癌細胞相當聰明，一旦遭受攻擊，便會嘗試掩蓋靶心，於是標靶治療的藥物在後期也會產生侷限性，造成治療失敗或停滯，因此也不算完美的治療方式。

此外，在癌細胞很多的狀況下，大部分使用火箭筒（化學治療）這類大範圍攻擊的武器，效益會比手槍（標靶治療）好。可是，如果癌細胞混入正常細胞太多，火箭筒（化學治療）這類大範圍攻擊武器造成的損傷就太大，那麼手槍（標靶治療）就是必需要選擇的武器了。由於這方面的知識太多，因此需要和治療的醫師好好討論，才能做出合適的選擇。

標靶治療的兩種武器

標靶治療的藥物分成兩大類，分別為「蛋白質激素的抑制劑」和「單株抗體」。日後因為科技發展，可能產生新的分類也不一定，但目前以上述兩類為主。

◆**蛋白質激素的抑制劑：**每個細胞上都有一些蛋白質酵素酶，有些比較特別，例如腎細胞癌上有促進血管新生的蛋白質激素酶。根據特殊的蛋白質激素酶設計抑制劑，一旦抑制住，將導致這個細胞功能無法運轉，最後死亡。

◆**單株抗體：**單株抗體是針對細胞上面特殊的標記進行攻擊，比起「蛋白質激素的抑制劑」，「單株抗體」更像是一支射向靶心的箭，但單株抗體的標靶藥物製造起來比較不容易，而且穩定性較差，保存上也有困難。因此，價格相對昂貴。

另外一個問題，單株抗體的分子量比較大，因此體積也比較大。因為體積大，所以無法進入細胞，只能攻擊細胞表面的標誌，使用上也有不少限制。

醫師基於臨床上觀察到的現象，有時候會合併兩種療法一起使用，例如有時候會進行化學治療加上標靶治療，有時候選擇荷爾蒙治療加上化學治療，或者荷爾蒙治療加上標靶治療。治療上的選擇，就像挑選攻擊武器，根據疾病狀況以及病人身體情形，判斷選擇何種治療方式，有時候使用單一武器，有時候可能所有武器全數上陣。

藥物的選擇也必須考量副作用，如果兩種藥物合併使用，會有加乘的效果，那就值得嘗試；如果效果不佳，就應該放棄這個選擇。

標靶優於化療？

標靶治療是比較新穎的治療方式，若要使用還是需要跟醫師溝通，不要誤以為標靶治療比化學治療更為優秀。

每種癌症都有各自適合的治療方式，有些腫瘤對於化學治療反應很好，有些腫瘤反而對標靶治療反應較佳。在癌症的治療上，一定要根據癌症特性選擇治療方式，而不是使用貴的、新的、副作用少的治療方式。不是最貴或最新的治療，就一定是好的，千萬不要本末倒置。大家一定要知道，只有最適合自己病情的治療，才是最好的治療，這一點務必謹記在心。

很多人覺得標靶治療的副作用比較少，於是只做標靶治療不做化學治療。其實應先依照治療效果決定方式，如果某種癌症使用標靶治療註定無效，即使副作用再小，使用標靶治療也沒有意義。標靶治療是一種新的醫學技術，一旦效果得到肯定，健保就可能給予給付；在台灣，因為化學治療享有健保給付，大家便不覺得費用昂貴，如果今天沒有健保，化學治療的費用其實也不低，負擔起來便相當吃力。

另外必須釐清的概念，新治療方式，無法確定治療效果如何，若尚未被大量文獻肯定，健保不會把它納入給付。畢竟要給付很貴，但效果無法完全確定的治療方式，以公共衛生的角度來看，納入給付並不合理。所以，如果標靶治療的效果受到肯定，健保自然就會將其納入給付範圍。

本節介紹標靶治療的原理，以及相對應的兩類標靶治療的機轉，標靶治療屬於新興的治療方法，雖然副作用比起化學治療少，但也有不少限制需要額外注意，應和醫師討論是否選用。還是要再次強調，治療時，一定要有效瞄準癌細胞，射中「癌」心，達成治療目的才重要。因此要選擇合適有效的治療方式，而不是選擇最新或是最貴的治療方式。

直擊臨床門診

定期追蹤，發現癌症復發的阿喜阿伯

阿喜是一位樂觀的農夫，年輕時一隻眼睛意外失明，但他的生活態度依舊開朗。二〇一一年的時候，平常在鄉下種田的他因為腰部不舒服、感到疼痛，於是到醫院進行檢查，這才發現右邊腎臟有一顆十幾公分的大腫瘤。

醫師將他右邊的腎臟切除，做病理診斷後確定為腎細胞癌。由於切除後，附近看起來還算乾淨，沒有發現轉移現象，便沒有再追加後續的治療，只讓他按照時間規律回院追蹤。

復發後，輔以標靶治療

結果三年後，在阿喜阿伯的肺部中發現了腫瘤，診斷後確定是腎細胞癌。腎細胞癌容易在遠端轉移復發，而非在原來的地方重新生長，於是這次進行肺部腫瘤切除，再加上標靶治療。

過了一年左右，腫瘤再度在肺部復發，於是又切除一次。阿喜阿伯總共接受兩次肺部切除手術，標靶治療的藥物也一再更換。即使如此，從二〇一一年到現在已經過了八年多，目前還是在門診接受標靶藥物的控制，樂觀地進行治療。而且，接受的治療方式，全部都是健保有給付的治療方式。由這個案例，我們可以知道，即便一開始是一個十幾公分的腫瘤，後來又不斷復發，阿喜阿伯的身體維持得還不錯。但對以前的醫學程度而言，阿喜阿伯這類可以存活八年以上的嚴重腎細胞癌案例，可能根本無法想像，由此可知醫療技術的進步，實在是癌症病人的福音。而台灣的健保制度，也幫了很大的忙。

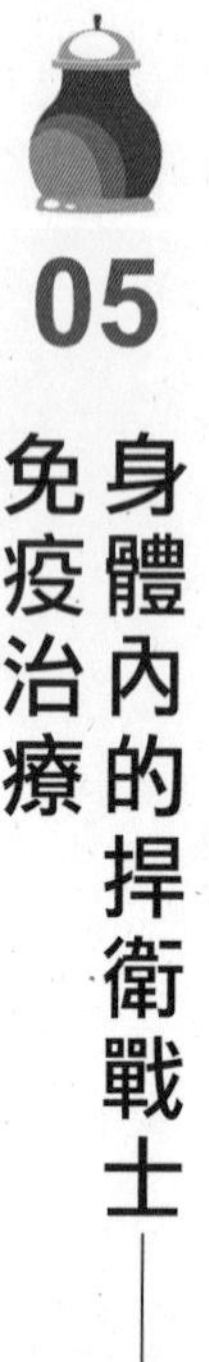

05 身體內的捍衛戰士——免疫治療

隨著醫學發展，科學家們發現免疫系統與癌細胞特徵間有著緊密關聯，於是研究出一套免疫療法，為病人帶來一絲曙光……。

早期發現癌細胞特徵時，已注意到和免疫學之間的關係。二〇一〇年，確定癌細胞跟免疫學關聯密切，甚至癌細胞的生長跟所處的「微環境」（microenvironment），也有極大關係。根據癌細胞跟免疫細胞於「微環境」的互動研究，因此慢慢發展出免疫治療。

如果只有單獨一顆癌細胞，其實也起不了太大作用，通常是一整群癌細胞集體行動，並鼓動正常細胞一起為非作歹，才會使局部環境越來越糟，導致全體環境每況愈下。

警匪作戰，體內上演諜對諜

當癌細胞產生時，免疫細胞會最早發現這群癌細胞跟一般細胞有所不同，便過去探查：「你們是怎麼回事？怎麼跟身體裡其他細胞不一樣？」接下來，這些免疫細胞會攻擊長得不一樣的癌細胞，並予以消滅，這是基本的免疫細胞功能。

癌細胞如何逃避免疫細胞的攻擊，是癌細胞發展中很重要的一環，醫學研究發現，癌細胞具有可以撤除免疫細胞攻擊作用的手段。比方說，當免疫細胞發現癌細胞不該存在於體內時，必須製造武器進行攻擊，此時癌細胞會釋放出訊號，讓免疫細胞沒辦法製造攻擊武器。於是，即使免疫細胞找到癌細胞也無可奈何，這就是癌細胞厲害的地方。

最先應用於臨床上的免疫療法，就是斷絕癌細胞放出阻斷免疫細胞攻擊訊號的通道，免疫細胞即可順利製造攻擊武器，消滅癌細胞。如果把癌細胞當作「壞人」，免疫細胞便是「警察」，當警察（免疫細胞）發現壞人（癌細胞）時，首先會盤查身分，確定是壞人後，警察（免疫細胞）會拿起槍把壞人（癌細胞）打死、消滅。如果此時聰明的壞人（癌細胞）拿出一個東西，把警察（免疫細胞）的槍封住，讓槍枝無法發射，警察（免疫細胞）無法攻擊壞人（癌細胞），壞人（癌細胞）就可以繼續為非作歹。免疫治療就是把封住的槍枝重新打開，警察（免疫細胞）就可以順利使用槍枝，消滅壞人（癌細胞）。

免疫療法的分類

免疫療法目前分為三大類：

◆**藥物抑制：**使用藥物，抑制癌細胞阻止免疫細胞攻擊的機制，讓免疫細胞能正常製造武器進行攻擊，達到消除癌細胞的目的。

◆**細胞療法：**將身體裡的免疫細胞取出，在外面重新訓練後，再丟回身體裡。以警察和壞人的比喻說明，把原來的警察（免疫細胞）抓出來特訓，變成特種部隊（加強版免疫細胞）後，再進入身體裡攻擊壞人（癌細胞），這就是所謂的細胞療法。二〇一八年，此種療法通過的細胞治療之特種管理規範，是台灣目前可以被運用的治療方法。

◆**癌症疫苗：**這種癌症疫苗目前還在發展中，雖然製造過程並不容易，卻是未來的希望。試想，如果有癌症疫苗可以注射，對於控制疾病一定會起很大作用。

謝醫師的
健康揭「泌」

‧何謂免疫系統？

對人體而言，免疫系統是一個複雜又重要的存在。

免疫系統是身體防禦的一環，負責對抗身體的病變，病變通常分為外來與內部兩種，都需要靠免疫系統辨別、清除。然而如此重要的系統並非全能，免疫系統有時會產生低下跟混亂的狀況，目前醫學上做了許多研究，仍舊無法清楚知道，為什麼免疫系統會出現這種問題？只知道如果生活習慣不好，人在過度疲憊或情緒不穩定的情況下，免疫系統確實會變差，所以維持身體跟心靈的健康，對免疫系統才有益處。

比起用「提高」來描述免疫力，不如說得到「協調」。若將免疫系統當作一個國家的國防軍隊跟警察系統，軍隊跟警察系統太弱小，國家自然出狀況；太過強壯，也會造成自體免疫的問題，只有平衡才是健康狀態。

謝醫師的
健康揭「泌」

• 子宮頸癌疫苗，也是癌症防治疫苗？

子宮頸癌疫苗雖然看似是癌症疫苗，但實際上並不相同。子宮頸癌疫苗，主要是抑制人類乳突病毒的感染，婦女如果遭受此病毒感染，容易病變成子宮頸癌，讓婦女注射人類乳突病毒疫苗，使其避免因感染產生子宮頸癌。但是這種情況和癌症疫苗不太一樣，癌症疫苗是指施打了之後，以後不會罹患這項癌症。

雖然目前市面上還沒有這類疫苗，卻是未來醫學發展的方向，已有不少專家學者正朝這個目標持續努力。

作為後線選項，免疫治療也有假的？

在台灣法律規範下，免疫治療必須在醫院進行，如果不是在醫院進行的免疫治療，可能就有問題存在，需要審慎評估。另外，免疫治療是很新的治療方式，應該在傳統的治療方法，也就是化學治療跟標靶治療效果都不好時，再進一步考慮使用，雖然已經能夠確認進行免疫治療後，將會立即產生什麼副作用，卻不清楚長遠的後遺症為何。

由於免疫治療是一項相當新的技術，一旦使用，長久以後會發生什麼事情，目前並沒有足夠資料可以進行評估。所以免疫治療不應該一開始就拿來使用，應該放在「後線」較為恰當。就治療費用而言，如果全部由病人自費，病人會認為費用和傳統治療差不多。例如今天生活在美國，我們不會覺得免疫治療的費用特別高，因為跟其他治療相比，費用都差不多。但是如今在台灣，健保有給付一些傳統治療，可是尚未給付免疫治療，因此大家才覺得免疫治療費用昂貴。

如果單純以費用角度來看，一般民眾的心態可能會有所誤解，所以千萬不要只憑費用選擇治療方法，這會產生很大的問題。整體而言，尋求治療方式的時候，千萬不要被「最新」、「最貴」迷惑，「最有效」、「最合適」才是最恰當的治療方法。

綜觀上述內容，免疫療法大致分為三種模式，各有其特點，利用體內自身的免疫系統攻擊癌細胞，以達成防禦效果。

免疫療法作為一種新興的治療手段，固然有許多優點，但因為無法確認長久以後帶來的影響，因此使用上須審慎評估，應在其他療法皆無效的情況，再和醫師討論，決定是否使用。

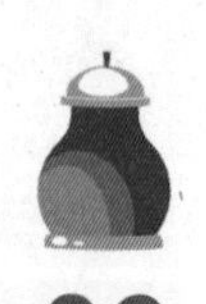

06

智能抗癌，體內校正者——細胞治療和基因治療

以目前醫學治療而言，細胞治療和基因治療都是相當新穎的醫療方法，一種是將免疫細胞取出，使其更強勁後，再送回體內攻擊癌細胞。另一種則是透過病毒將特殊基因嵌入癌細胞，使其自我矯正毀滅。兩者各有特色，將醫療推向更廣大的世界。

二〇一八年九月，台灣衛福部公布《特定醫療技術檢查檢驗醫療儀器施行或使用管理辦法》（簡稱《特管辦法》）的修正條文，細胞治療在台灣才正式合法可以使用在病人身上。

什麼是細胞治療？從病人的血液或組織抽出需要的細胞，在體外進行處理之後，再打回病人身體裡面實施治療。運用在癌症的治療上，就是把病人的免疫細胞抽出在體外訓練，等免疫細胞更強壯、更能辨識癌細胞後，再打回病人身體裡攻擊癌細胞，這就是癌症免疫細胞治療的基本原理。

精心訓練的特種部隊：細胞治療

臨床治療上，取出來的免疫細胞主要有三種：第一種是自然殺手細胞（NK cell），第二種是樹突細胞DC（Dendritic Cell），最後一種是T細胞（T Lymphocyte）。這三種各自有免疫機轉作用，將其取出體外，經由特殊訓練、培養，讓它變得更強壯、更有效力，再打回身體治療癌細胞。

因為這種治療方法仍在發展中，所以在某些病人身上可以看到很好的效果，但並非每人都如此。經常可看到有些病人療程進展到一個段落之後，許多治療效果都不好，免疫細胞治療可能是一種新突破。

然而目前仍無法確定效果如何，加上治療是根據病人狀況訓練後再打回身體，屬於量身訂做的形式，可想而知，治療費用一定偏高，不是每個人都需要或負擔得起。

或許日後醫學更加進步，會研發出更有效的訓練方式，費用便隨之下降，但目前費用並不便宜，所以可考量個人狀況，再決定是否使用。

理論上，細胞治療對所有癌症都有效，但實際並非如此，目前僅有個別案例，尚未有大規模數據進行評估。雖說如此，現在台灣已經合法使用細胞治療，同時政府介入規範和管理，很多大型醫學中心和醫院都有提供這項選擇，因此是一種可以考慮的治療方式。

絕命快遞：基因治療

細胞的行為會受到染色體基因控制，基因治療就是將適當的基因打入體內，使其進入癌細胞，嵌入基因並改變其行為，有點類似將壞人（癌細胞）教化成好人（正常細胞）的過程。

臨床上進行這項技術時，需要載體將這段特殊基因送到病人身體裡，就像需要郵差（載體）把信（基因）拿給壞人（癌細胞），讓壞人（癌細胞）讀完信（基因）後能大徹大悟，不再做壞事。

一般而言，會用病毒作為郵差送信，配合壞人（癌細胞）身上的特殊標記，讓郵差可以順利把信（基因）拿給壞人（癌細胞）。

整體來講，體外實驗的設計非常完美。但是在九〇年代，因為人體外的實驗相當成功，於是科學家開始進行人體試驗；可是，人體試驗卻產生嚴重副作用，所以基因治療被迫終止。其中最大的問題是：郵差亂送信，不只癌細胞收到信，正常細胞也收到信，造成秩序大亂；再加上郵差到處亂跑，最後甚至造成病人死亡。

如今因為科技進步，郵差被設計得更好、更聰明，可以精準送信；信件內容設計更加完善，只有癌細胞看得懂，但是正常細胞看不懂。因為這些進步，基因治療慢慢走回正常臨床研究的道路上，但目前距離正式臨床應用還有一段距離。畢竟，有了上次的失敗經驗，大家將更審慎使用基因治療，應將其視為一種可能的治療方式，並非目前必要的選項。

智能抗癌，何謂基因檢測？

現今的癌症治療，以及許多疾病治療的新概念，有了更新的方向——基因檢測。每個人就算得到相同疾病，但表現上卻有所不同，這是因為基因不太一樣的關係，如果能好好檢測每個人的基因，就可以更清楚知道病人應該使用何種治療才會有效，以及會產生什麼副作用。

因此基因檢測的主要目的，就是為了量身訂做病人的治療方式。例如現今已經得知癌症如果有某些特定基因，病人接受化學治療的效果會很好，不需要再進行標靶治療；但如果有另外一種特定基因，化學治療的效果就很差，比較適合做標靶治療。透過基因檢測，病人不用承受化學治療的痛苦後，才發現效果不佳，可以跳過化學治療，直接進行標靶治療，這就是基因檢測的效益。

不過，基因檢測在目前也存在不少問題。首先，基因檢測大部分都是自費，且花費不低。第二，有時候檢測出很多基因，但沒有臨床上使用的價值。例如對某些癌症而言，只要驗出某些基因，就可以知道化學治療的效果不佳，但目前為止，哪些癌症要驗出哪些基因，在醫學上也沒有太多結論。

在這種情況下，盲目做一堆基因檢測，不但沒有臨床價值，還白白花費不少錢。有些癌症做基因檢測有好處，但有些一點幫助都沒有，所以應該要跟醫師仔細討論並考量。治療有效才是重點，而不是錢花得多就會成功。很多病人會覺得多花點錢比較安心，但在癌症治療上並不成立。任何檢測與治療，必須建立在有效、有證據支持，這項花費才顯得有意義。

細胞治療和基因治療在醫學上都是大突破，將治療推向更廣的方向，讓病人擁有更多與癌細胞對戰的武器。話雖如此，也因為資料尚不充足，沒有足夠證據能說明這兩種治療方法全無疑慮，使用前應仔細考量並和醫生討論，再下決斷較為恰當。

謝醫師的
健康揭「泌」

•什麼是抑癌基因？有抑癌基因就不會再得癌症了？

正常的狀況下，一旦染色體發生錯誤，就會進行導正，人體就不會生病，這些就是「抑癌基因」所做的事。然而「抑癌基因」並不能完全消除癌症發生的可能，就像車子雖然有煞車系統，但還是可能發生車禍，有時候並非單純是抑癌基因失靈，而是各種因素同時配合造成。

簡單而言，運氣不好是原因之一。本書中曾提及，生病大多是因為「運氣不好」及「習慣不好」，就跟開車一樣，有時候習慣很好但運氣不好，還是可能發生車禍，可是絕對不能讓自己長期維持習慣不好的狀態，否則就算運氣再好，也必然會發生禍事。致癌基因和抑癌基因完全相反，每種基因運作時，都存在能抑制的東西，有抑癌基因，自然也有抑制抑癌基因的致癌基因。正常情形下，每個人身上都有致癌基因會讓身體出錯，譬如細胞複製時，會有基因讓它不斷複製，使效率提高；但如果中途出現錯誤，細胞仍舊不斷複製，導致越錯越多，最終成為癌症。若把抑癌基因視為「煞車」，致癌基因就是「油門」，兩者相反，卻又共存在身體中，各自活動。

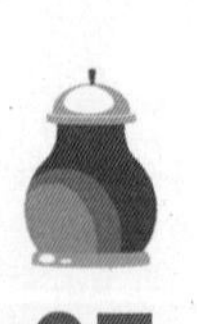

07 安心用藥的最終關卡——臨床試驗

臨床實驗屬於人體實驗的最後階段，在此之前，實驗療法已通過層層檢視，受試者不需太過擔心安全性問題。若新藥試驗成功，不僅對受試者而言利大於弊，也是提升整體人類健康的福祉。

任何藥物或治療成為標準治療方式之前，都必須通過三段檢測：第一段是細胞測試，第二段是動物實驗，第三段是三階段人體實驗。

「細胞測試」是指在細胞測試治療是否有效果，如果經過很多測試後都證明有效果，就會開始動物試驗；「動物試驗」則是在動物身上測試效果，通常用老鼠，有時候會用兔子、豬，甚至是狗或猴子，依照不同癌症，使用不同動物進行必要的測試；第三階段「人體實驗」中，首先是毒性測試，再來是證明療效，最後是比較新藥與既有的治療何者更優異。

以上簡短介紹三段檢測的內容，由此可知，一個藥物從開發到正式上架前，需要經過許多複雜的驗證，才能安心被人類使用。

突破瓶頸，臨門一腳

唯有各種測試經確認有效之後，藥物才可能進入人體實驗。

前面章節提到的基因治療，已經通過第一階段細胞測試與第二階段動物試驗，卻在第三階段人體試驗中的毒性測試時，發現副作用太大，甚至造成死亡，因此這個治療才被捨棄，這就是任何治療發展必經的過程。

臨床測試是指人體試驗中第三階段：比較新藥跟既有的治療。

在癌症治療過程中，一旦現有的療程效果遇到瓶頸，病人該怎麼辦？此時很多人會尋求正在進行臨床試驗的藥物，只要加入試驗，就有可能拿到正在發展中的新藥，雖然無法確定效果，但總歸得到一種新的治療方式。

加入臨床試驗有什麼好處？最大的好處是臨床試驗中所用的新藥，費用通常由藥廠支付。新藥大多價格昂貴，但有了藥廠的幫忙，病人會減低很多負擔；而壞處是，新藥的療效無法保證，此時要看病人心態如何面對，但絕對不是當白老鼠這麼簡單。

因為這種治療方式已經通過前面的測試，證明確實具有療效，而且毒性可以被人體接受，臨床試驗只是比較它與現有的治療方式，哪一種比較有效，因此不需太過擔心。

人體試驗，是否為必要？

如果新的治療方式比現有的有效，病人將獲得非常大的益處；如果效果差不多，事實上病人也是因為現有的治療方式走到瓶頸，才選擇加入新藥測試，因此也沒有什麼損失。

為何進行新藥試驗，最後一定要走入人體實驗？實際上，雖然容易取得實驗動物，但進行癌症測試時，動物實驗還是有一些盲點。

第一，人跟實驗動物畢竟不一樣，雖然一億年前基因相同，但經過長時間演化，人類跟實驗動物的基因組成，已經有巨大差異。

第二，通常癌症是經過長時間產生，但利用實驗動物研究癌症的時候，會使用快速的方式，讓實驗動物罹患癌症，和人類癌症產生的方式並不相同，以此研究癌症的狀態，當然就會有誤差。

以老鼠與人身上脂肪酸的合成舉例，經過一億年演化，兩者合成脂肪酸的途徑自然不同，同理可知，人類與老鼠癌症成型的基因變化，理論上也不會完全一樣。因此，實驗動物研究成果，和應用於人體上的效果，一定存在誤差，必須經過人體實驗，才知道藥物是否真的適合上市。

臨床試驗中的雙盲試驗與解盲

當進入第三階段人體實驗，比較新藥跟既有治療何者效果，何者比較好時，需要進行「雙盲測試」。「雙盲測試」，是指進行測試的醫師是「盲」的，病人也是「盲」的，所謂的「盲」，代表進行測試的醫生必須不知道使用的是新藥物或舊藥物，病人也必須不知道，這種實驗設計才會公平。

以人性而言，進行測試時，雖然醫師會盡量保持公平，但如果醫師已經知道此病人正在使用新藥物，可能會因為希望新藥有效果，而給予更多照顧；如果醫師已經知道這是舊藥物，可能會依照原來的方式照顧病人。一旦醫師給予病人不同程度的照顧，就極有可能影響治療結果。

相對而言，病人如果得知正在使用新藥物，可能會感到信心十足，比較願意遵從治療；

如果病人知道正在進行舊治療，可能會心灰意冷、情緒不穩，影響測試結果。

因此，在人體臨床試驗階段，會進行「雙盲測試」，醫師不知道開的藥是新藥或舊藥，病人也不知道，只有主持實驗的人知道，而此人和醫師及病人都不會有接觸，這就是所謂的雙盲測試。而「解盲」是指實驗結束之前，會告知哪組病人服用的是新藥，哪組是舊藥，藉此比較兩組病人治療的效果。

以此環節來看，臨床試驗設計相當仔細。進行試驗時，病人受到的照顧甚至比進行一般治療時，還要更多、更仔細，在現代社會中，病人的安全與權益遠大於實驗結果。所以，病人加入試驗其實不需太過擔心。

最後還要強調，進入臨床試驗不是一件壞事，也不是每個病人都有機會進入臨床試驗。如果符合條件，應該勇敢加入，因為最新的治療方法可能為病情帶來全新突破，也可以受到最好的照顧。實驗結果可以提供更多資訊，以得知新治療方式有沒有價值，對整體人類來講具有重大意義。

每一種治療方法都需要經過層層驗證才能被使用，當進行至最後人體實驗階段時，如果有機會加入臨床實驗，不妨鼓起勇氣進行，說不定能為病情帶來全新轉機，也可以為未來的醫療盡一份心力。

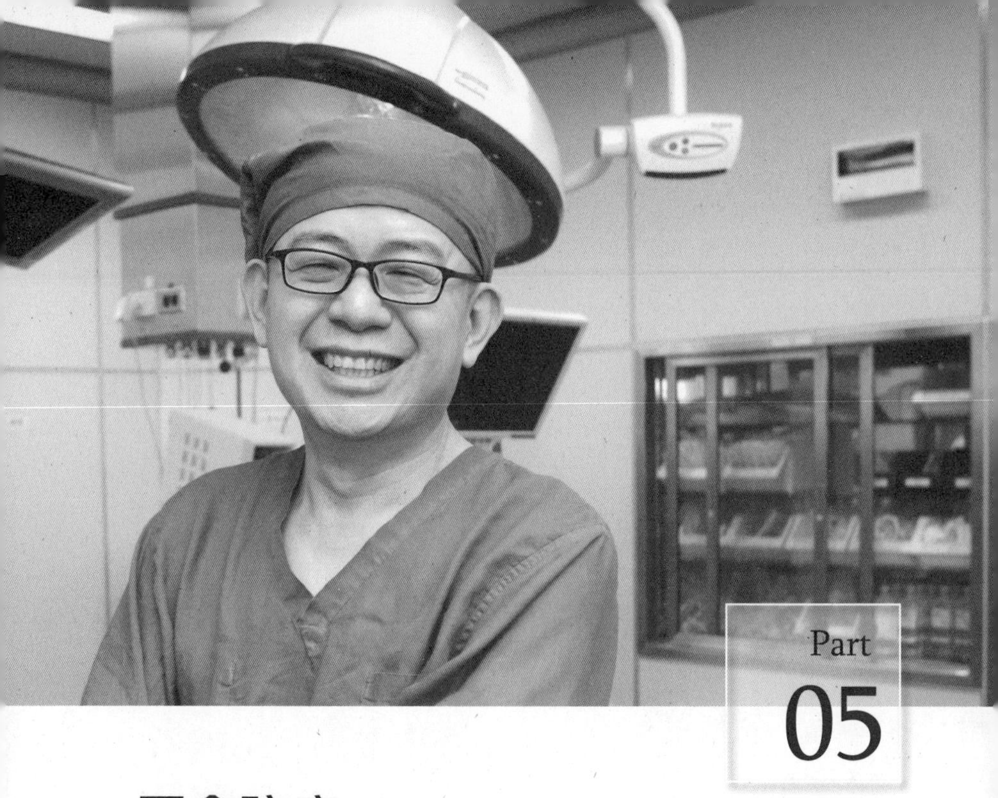

Part
05

正念防癌——
與癌共處，術後療養

隨著醫療進步，癌症大多能受到良好控制，如何與癌症共處已經成為現代人的大課題。

選擇用正向態度面對，並仔細照顧自己，維持良好體力及回歸正常生活，好好關注當下的每一天、每個瞬間，才是面對癌症最好的方法。

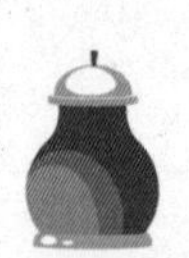

01 疾病不會好？轉念和平共處

癌症大多無法根治，但並不需要因此感到恐懼，更不必怨天尤人。以現今的醫療水準而言，使癌症受到控制，不讓它對生活造成影響，是極有可能的事，轉念一想，就算和癌症和平共處，又有何不可？

癌症和一般生病一樣，有嚴重與不嚴重的差別。

如果只是簡單的感冒，一般三到五天就會康復，但一樣是感冒，有些人卻會引發嚴重呼吸衰竭，甚至死亡。如果是流感，甚至比流感更厲害的疾病，例如SARS，又是不同情況。基本上生病就是生病，不該花時間怨天尤人，應該好好接受治療。

如同感冒，大部分人不會因為感冒而怨天尤人，既然如此，面對癌症也應該保持一樣的態度，生病就該治療，不治療才會產生問題。在現代醫學進展之下，大部分疾病都能得到該有的控制，接受治療才是最正確的選擇。

癌症會不會好？

「癌症會不會好？」是病人常有的問題。我的答案通常是「不會」。不過，大家倒也不用氣餒。

大家仔細想想，其實很多疾病都不會好，例如高血壓、糖尿病、高血脂等，甚至如果將「肚子餓」當成一種病，同樣也不會好。

因此，疾病本身會不會好不是重點，重點是如何治療、處理，如同遇到問題時，應該想辦法解決，而不是思考問題會不會自己消失，解決問題本身才是最重要的事。

癌症病人常說：「我不會好，那我就不要治療了！」這種說法非常不合理。洗完澡之後，身體還是會髒，但我們不會因此再也不去洗澡了；吃完飯後，肚子還是會餓，但我們還是會去吃飯吧。沒有事情可以一勞永逸，得了癌症後，身體雖然無法完全恢復成生病前的模樣，但如果透過治療使病情得到控制，不再對日常生活造成影響，是否生病又有什麼關係？只要好好處理就好了。

另外，通常癌症會發生就是前面章節常提到的兩個原因：運氣不好、習慣不好。「運氣不好」是指身體裡面本來就有癌化的基因，「習慣不好」是指日常生活中，有一些不健康的生活習慣。

生病之後，首先必須改善不健康的生活習慣，將其導正。至於身體上的基因，也就是「運氣不好」的部分，雖然沒有讓它變成好運氣的方法，但只要願意好好處理並治療，也可能改變，所以千萬不要灰心。

大家應該改變觀念，不要因為自己是癌症病人而沮喪失志，只有打破負面心態，才能從自己的生命狀態中重新找回正面、正向的力量，不要認為：「治療癌症有什麼用？治療之後，癌症還是會再發生！」有問題就應該處理。正確的觀念是：治療之後，現階段問題已經獲得解決，萬一再次發生，就再接受治療。記住，解決問題才是重點！

癌症為何令人恐懼？

癌症病人最害怕的兩點：第一是治療時的痛苦與副作用，第二是治療後的復發。

因為擔心治療時的痛苦與副作用，很多病人被診斷出癌症之後，就陷入恍惚、驚恐，每日生活在恐懼、黑暗當中。事實上，現今關於癌症治療的副作用，醫師都相當清楚，大部分都可以好好控制及處理。

我一再強調，就連喝水也會有副作用，如果一項治療會存在至今，就是因為好處遠大於壞處，所以對於副作用，真的不要太放在心上。

第二個是癌症復發。現階段當然沒辦法完全不讓癌症再復發，但如果早期發現、早期治療，處理上就不會有大問題。另外，就算復發又如何？就像前面提及，雖然吃完飯還是會肚子餓，但還是得吃飯，就算癌症復發，再治療就好，只要在早期復發時發現，治療也不會太複雜。找到一個可以好好配合的醫師，配合追蹤與治療計劃，對病人來講，癌症其實不會造成生活上太大困擾。

治療一段時間後，需要定期追蹤、評估病人的身體狀況。台灣在健保的普及下，癌症病人都會擁有重大傷病卡，醫療費用大多由健保幫忙支出，因此做為台灣人無疑相當幸福。在其他國家，因為沒有醫療保險，很多人負擔不起費用而不能接受追蹤、治療，反觀在台灣，費用的問題並不大。

如果擁有這麼好的環境，還不願意追蹤及治療，真的太可惜。早期診斷、早期治療相當正確且重要的事情，希望大家可以理解這樣的健康觀念，跟癌症和平共處，將它當成慢性病看待。

當然癌症治療到最後，也有可能復發，甚至無法控制。此時就要討論後續的處理方式，人本來就會經歷生、老、病、死，出生之後接著死亡，這是生命必經之路。在此情況下，必須跟醫師好好討論接下來要如何處理，在身心狀況都許可的情形之下，做好規劃是非常重要的一環，總好過手忙腳亂、徬徨不知所措。

二〇一九年初，台灣通過了《病人自主權利法》，在面對病人生死的尊嚴上有很大進步，現在台灣的安寧療護也發展得相當全面，照護病人這一塊獲得很大保障。

癌症治療是一連串的歷程，就跟所有疾病一樣，有時候好了就沒事了，有時候好了還會再復發，當然也可能會繼續惡化。但重點是，生病之後就該接受治療，知道自己治療的狀態，因應不同程度做不同規劃，這才是正確的態度。不該一味因為罹患疾病而心灰意冷，害怕面對甚至逃避，這都是不好的方式。

只有好好面對癌症，去處理、去解決它，最後放下，這才是健康的態度。

癌後日常飲食的注意事項

對於很多癌症病人而言，如何獲取營養是一大問題。

有些癌症確實會造成營養問題，特別是位於消化系統的腫瘤。但並非每種癌症皆會引發營養問題，只要病人能正常吃喝，通常不會有問題，如同前面案例所述，很多癌症病人反而會有營養過剩的狀況，應該正常飲食，並保持運動習慣，才是對身體最好的方式，而非胡亂服用營養補充品，對身體反倒有害無益。

吃素的人可能缺乏維他命 B，做過腸道切除的人也可能缺乏某些營養素需要補充，但以目前台灣社會而言，身體獨缺某種營養的人並不多。所以建議癌症病人或平常人日常生活以正常飲食為主，至於營養補充則應遵從醫師的建議，除非經過正式檢查，否則不要胡亂購買保養品服用，才不會對身體造成負擔。

因此，在營養補充上有幾個大原則：

◆**食物一定比食品好**：在菜市場上看得到的東西，大部分都是食物，而食物進行加工後製造出來的就是食品。

新鮮的蔬菜、水果、雞、鴨、魚、肉，一定比罐頭或是再烹製的食品，更為新鮮健康。因此，食物一定比食品好，只有在很特殊的情況下，病人需要特別的營養補充，才使用特殊食品。但大部分癌症病人需要的都是健康新鮮的食物，而不是食品。所以，只要能夠吃得下，就應該食用自己烹煮的東西，一定比買來的食品還要好。

謝醫師的
健康揭「泌」

• 何謂抗氧化劑？

抗氧化劑是細胞的武器，用來消除病毒及外來物，同時也可用來細胞互相攻擊。抗氧化劑本身性質中性，但就像一把槍，無論壞人或好人都可以射擊，如果攻擊病毒、細菌，便保護了身體；如果攻擊正常的細胞，就會造成身體傷害。因此，抗氧化劑不存在好與壞，只要細細留意，便可正確使用。

坊間很多產品號稱為抗氧化劑，具有抗癌效果。此說法雖然並非毫無根據，平常多吃富含抗氧化劑食物，例如維他命C、維他命E，確實對身體有助益，但多於需求，身體也會自然排除，不會更有保護效果。

◆**不需要攝取補品：**大部分補品營養成分當然都很高，但大多偏向單一，在攝取上或多或少都有不理想的地方，自然比不上直接食用新鮮的食物，所以大部分補品真的都不需要。

◆**不需要服用營養品：**大部分病人都不需要補充營養品，只要病人還吃得下，食物一定比營養品好。營養品只對吃不下的病人才會產生效益，對大部分病人而言，食物肯定比較有用，千萬不要輕易忽略原形食物帶給人體的好處。

◆**不要亂拿藥方：**許多人生病後會想要接受中醫治療，畢竟是幾千年經驗的累積，確實也是一種不錯的治療方式。但中醫也會因人、地、時來開藥方，一帖藥不可能適合所有病人，如果要尋求中醫協助，必須找合格中醫師詢問，不要因為親友介紹哪一帖藥方比較好就拿來使用，這是很危險的事。

◆**適時拒絕好意：**很多時候生病了，家人跟鄰居會建議要吃什麼、做什麼，雖然他們都是好意，但有時候需要適度拒絕，不要照單全收，否則會導致治療產生混亂，並且讓自己莫衷一是。不但得不到好處，反而收到更多壞處。

◆**別相信秘方：**一個方法如果有效，要公開才會賺大錢。真正的一帖秘方如果以五萬、十萬塊販售，雖然感覺很貴，但如果真的有效，公開販賣後能賺到的錢，往往不只五萬、十萬。通常坊間流傳的秘方都不太有效，千萬不要太過相信，應該回到正規治療。因為真正有效的治療，不會用「秘方」的方式存在。如果要賺錢，要公開賣才能賺大錢。如果要救人，更是要公開才救的多。通常說有效的「秘方」，都不太合理。

謝醫師的
健康揭「泌」

・保健食品VS.藥品，真的有助身體嗎？

食品和藥品不太一樣，藥品的研發必須通過嚴謹流程，但食品不需要，只要經過政府認證，證明無害便可上市；至於食品療效，不需要像藥品將人分為兩組進行研究，只要大致可看出有效趨勢即可，至於此趨勢是否為食品造成，事實上無法確定。因此，就算冠上保健食品的名號，消費者還是應理解只是食品，一旦加工過程出錯，便可能對人體產生危害，例如三聚氰胺奶粉即為著名例子。飲食應以未加工過的食物為主，可以被消費者直接挑選，安全性比較高。

謝醫師的
健康揭「泌」

‧偏方、秘方，眞的「掛保證」嗎？

實際上，秘方的存在確實是不合理的一件事，昂貴的秘方更是如此。如果秘方真的具有療效，只要通過藥物研發的流程驗證，有了科學證實，便擁有更多銷售管道以大量賣出，商人即可獲得更大利益。因此，真正有效的方法，應公開販售給全世界七十億人，而非僅靠著口耳相傳賣給幾百個人，秘方的可信度便令人懷疑。

有些偏方雖然便宜，但有效才值得服用。正規的治療皆經過嚴謹的審查流程，才得以使用於病人身上，比起相信毫無保證的偏方，接受正規治療才是最好的選擇。

癌症對現代人而言，已經是相當熟悉的名詞，然而仍舊存在不少誤解，只有一一釐清才能使治療更為有效、順暢。在此章節，提出癌後日常飲食需要注意的事項，癌症治療是一場長期抗爭，戰場並非只在醫院，而是延伸到日常生活各個角落，因此在許多方面都需要小心注意，如此才能使癌症得到良好控制，回到正常的生活步調。

正向抗癌，積極配合治療的寡言師兄

寡言師兄是一位膀胱癌患者，年紀不約六十出頭，平時沈默寡言。每次來門診說明身體不舒服的情況，以及是否接受檢查，都相當「乾脆俐落」，儼然是個聽話的好病人。有次，發現小便出現血尿情形，於是前來門診，經過檢查後確診為膀胱癌。

冷靜面對罹癌，不打亂生活常軌

當寡言師兄得知罹患膀胱癌時，態度非常冷靜、平淡，就像在講別人的事情一樣，但他非常順從地接受每一個治療安排，請他住院刮除膀胱腫瘤，便立馬配合，刮除之後出院，訂下的回診時間，也都乖乖出現，是一個非常標準合格的病人。

由於寡言師兄的膀胱腫瘤刮除之後，發現腫瘤惡性度比較高，所以後續又請他前來門診，在膀胱裡灌注藥物，一個禮拜灌一次，需要連續灌六次。寡言師兄非常遵守跟醫生的約定，任何時程需要進行什麼治療都相當配合。

整體治療完成後，剩下定期的追蹤回診，每次的回診依舊不多話，大多只回答：「一切都好！」

接下來的日子，寡言師兄一邊保持著樂觀生活，一邊持續進行喜歡的服務志業。一晃眼就過了五年，膀胱癌沒有再復發，現今每年回院追蹤一次即可。

特別的是，就算沒有訂下每年回診的時間，但他都規律地在每年六月回院接受檢查。寡言師兄看待自己的疾病相當正面，也不會感到慌亂，照著自己的步調好好前進，正常生活，並持續進行服務分享的志業，是一位非常值得學習的對象。

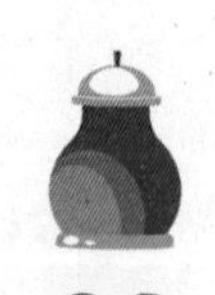

02 生活重建，維持工作及活動的正念

得了癌症並非天崩地裂，對於病人來說，生活重建相當必要，應對疾病抱持正向態度，配合治療並努力維持正常生活。如果真的不幸面臨死亡，也要放寬心胸，生老病死本是人生必經之路，如果能重視每個當下，生命的長短便不再重要。

對病人而言，生活重建是非常重要的一件事。癌症治療期間，很多病人其實可以正常回到工作崗位，並不是接受治療就無法工作。

很多癌症治療並不影響病人工作，正確來講，人反而需要適度工作，身體才會健康。如果可以，只要體力許可，就算在進行癌症治療療程，還是應該回去工作。

工作雖然不是人生的全部，但如果沒了工作，人生也會乏味不少。所以，千萬不要因為得了癌症就放棄工作，要是治療好癌症卻失去工作，也是很糟糕的一件事情。

體力許可，就該工作及運動！

臨床上很多病人，譬如攝護腺癌、膀胱癌，甚至腎臟癌的病人，他們在治療過程中往往繼續工作，因為疾病並沒有妨礙到工作，純粹是心態問題。

所以，在癌症治療過程中，只要體力許可，該做的事情還是要做，工作也是一樣。另外，運動也非常重要，人一定要規律運動，越運動，身體也會越健康。很多癌症病人會認為自己得了重病需要休息，便放棄運動，這其實是錯誤的觀念，在體力尚可的情形下更需要運動，只有身體好好活動，才有足夠的體能接受進一步治療。

只要是體能可以負荷的範圍，所有運動都可以進行，並沒有哪項病人可以或不可以做。基本上，癌症病人和一般感冒病人一樣，如果感冒了，還是可以運動，只需要注意體能有沒有辦法負荷。從來沒有人會因為得了感冒，就覺得不應該運動、不應該工作，但許多人卻會因為得了癌症而自我設限，這種觀念是不對的，癌症只是一種疾病，生病就應該接受治療，但在治療過程中，諸如工作及運動等，只要體能能夠負荷，就不需要刻意避開。

生活正念，擁抱生命到最後一刻

人註定會生老病死，從出生就會年老、生病、死亡，這是必經的過程，只有知道、明瞭，並且體會這一點，才有辦法淡然處理每一個階段。

在癌症的治療過程中，當然會收到治療的效果，但有時候也可能因為治療效果不理想，導致疾病逐漸惡化，一旦日漸惡化，就代表離死亡越來越近。

很多癌症病人會問：「我還能夠活多久？」這個問題沒有人能回答，就像永遠都不會知道「明天先到，還是無常先到？」然而大部分，都是無常先到。

不管有沒有生病，都應該抱持著——將每一天都視成生命最後一天的態度，積極面對每一個當下，即便得到癌症，也清楚自己應該怎麼處理眼下的狀態，而不是執著能夠活多久。

每個人都可能在下一刻遇到無常，如果真能體悟這個道理，對自己的生活態度才會有幫助。

謝醫師的
健康揭「泌」

• 遺愛人間，癌症病人也能夠器官捐贈？

很多癌症病人到了末期，渴望為世界留下些什麼，因此想透過捐贈器官，遺愛人間。

一般而言，我們說的「器官捐贈」分為捐贈器官和捐贈組織。可捐贈的人體器官有心臟、肝臟、肺臟、心肺、腎臟、胰臟等；可捐贈的人體組織包括骨、眼角膜、皮膚、小腸、心瓣膜、血管、軟骨組織、肌腱等。

器官捐贈決定因素，在於捐贈者的生理年齡，而不是實際年齡。過去器官捐贈的年齡標準上限是七十五歲，但也有個案八十歲以上仍能捐器官。至於年齡的下限，活體捐贈通常以成年人為原則，大體捐贈則沒有絕對的年齡下限，視捐贈器官及組織之可用性而定。

器官捐贈之評估，主要考量捐贈者有無重大感染，或不可治癒之傳染性疾病，及其生理（器官）之狀況。其中，癌症就是屬於「或不可治癒之傳染性疾病」。這裡說的癌症傳染，是指癌細胞會隨著器官移植，跑到受贈者的身上，而受贈者又接受了抗排斥藥，因此，抵抗力低下，這個癌症就容易在受贈者的身上產生問題。

器官捐贈能為病人帶來極大心理安慰，不但成就自己，也幫助他人。在臨終照護中，「成就自我」是相當重要的一環。事實上，癌症病人不能進行器官捐贈，原因大抵有二：第一，書中曾提及，癌症屬於全身性疾病，癌細胞可能遍及全身，只是尚未被發現；第二，癌細胞必須躲避免疫系統的攻擊才能生長，然而器官接受者必須服用抗排斥藥，使免疫力下降，如果使用一個可能潛在癌細胞的器官，將對身體帶來巨大傷害。所以理論上，癌症病人不適合進行器官捐贈。

雖然癌症病人不能器官捐贈，但可能可以捐贈眼角膜和皮膚。眼角膜被定義成組織，和器官不同，由於幾乎沒有血液流通，因此受贈者不需要服用抗排斥藥即可移植。至於皮膚捐贈則要看癌症類別，在評估是否適合捐贈時，並不是以癌症的種類作區分，而是以捐贈者當時的情況來做判斷。如果捐贈者的皮膚有癌症侵犯的可能，那就不適合捐贈；如果沒有，就可以捐贈。同時依照台灣的法律，仍舊必須簽署「器官捐贈同意書」。捐贈皮膚主要用於拯救嚴重燒傷的病人，進行植皮手術。

捐贈大體也是另一種發揮大愛的選擇，將大體捐給醫學生進行解剖教學使用，但有些癌症病人因為身體曾經開過刀，體內組織已非原先正常狀態，此時大體捐贈極可能失去教學的意義，大體捐贈雖然是一件好事，然而並非所有病人都適合，仍需多方評估。

如果真的需要面對死亡，安寧療護也是一種可選擇的方式。安寧療護是一種控制疾病症狀的概念，並非什麼都不做，只能「等死」。在癌症治療中，有一部分病人的疾病會越來越嚴重，然而以現有的治療方法無法成功治癒，此時，安寧療護也是合理的選擇，這種治療可以讓病人得到比較舒適的環境，並且在生命的最後階段走得有尊嚴。

安寧療護的重點除了針對病人本身，對病人家屬的照顧也非常重要，在現在的醫療體系中，這些概念相當受到重視，所以不要覺得安寧是不好的選項。事實上，它是一種治療的選擇，特別是在疾病到了無法控制的階段，或者病人身體狀況已經進入末期，維持良好互動與生活品質，對癌症病人跟家屬來說，都是非常重要的事。

當我們發現癌症那一刻，可能會覺得自己的世界彷彿天崩地裂，然而，如何重建也是治療流程中相當重要的一環，不該為了癌症而放棄正常的生活，在體力許可下，無論是工作或運動都可以進行，不需要自怨自艾。

若是癌症治療沒有預期效果，當人生即將走向最後一個階段時，或許也可以考慮安寧治療，放寬心態，學習接受世事的無常，讓自己走得有尊嚴，也不失為一種告別世界的好方法。

總歸一句，無論癌症怎麼變化，都應該以正向的態度面對，才能迎接每個挑戰與無常。

直擊臨床門診

不忌口，導致癌症復發的開朗阿宗

第一次見到阿宗時，他才五十八歲，開朗的個性令人印象深刻。因為發現血尿前來看診，被診斷出患有輸尿管的癌症，於是接受腎臟輸尿管及膀胱袖口切除手術，拿掉了一顆腎臟。

整個治療過程中，阿宗一直非常樂觀，手術之後復原良好，也定期進行追蹤，但追蹤兩年之後，可能因為一直沒什麼問題，心態上就比較大意，雖然還有回院追蹤，但在飲食上卻慢慢放縱，到了四年半左右，再檢查時發現血糖異常地升高，原來是得到了糖尿病，而且沒有好好受到控制。

緊接著，又發現膀胱再度長出腫瘤，本來認為已經穩定控制，結果卻復發了。此案例告訴我們，腫瘤本身當然是一大問題，但得到控制之後，仍舊需要好好照顧身體，不可以太過放縱，飲食上若是不忌口，還是有可能因為血糖控制不當而產生其他疾病，甚至造成身體再次生病。

很多台灣人都有這種想法，雖然覺得自己生病了，可是不但不忌口，反而一直找理由進補，導致營養過剩，反而得不償失。阿宗就是其中之一，他沒有抽菸喝酒，但因為一個腎臟被拿掉了，認為自己身體比較差，於是飲食就變得更豐富，沒想到最後卻得到糖尿病，甚至引起腫瘤復發。

由此可知，無論現在身體是否有癌症作亂，都應該好好照顧自己，維持健康才是對抗癌症最好的武器。

直擊臨床門診

採用安寧緩和治療，安詳離世的阿菊阿嬤

八十三歲的阿菊阿嬤，因為血尿問題來院就診，檢查後確認為侵襲性的膀胱癌，不幸的是，同時發現一顆很大的腹部主動脈瘤。

由於她的年紀很大，身體狀況也不好，雖然理論上應該進行膀胱切除手術，但考量她的身體狀況沒辦法承受，所以跟家屬建議採用安寧緩和治療。所謂的安寧緩和治療並非不治療病人，而是在病人身體狀況能承受的範圍內進行治療，不以治癒為目的，以讓病人舒適、擁有良好生活品質而採取治療。因此，同意並接受安寧緩和治療的阿菊阿嬤，最後安詳地離世。

阿菊阿嬤的病情雖然沒有糟糕到無藥可救，但因為年紀大，身體狀況又差，同時有高血壓和糖尿病等疾病，且體重只有四十二公斤左右，加上有很大的腹主動脈瘤，隨時可能破裂，所以治療上需要跟家屬、病人好好討論，才能決定進行何種治療。

切除腹主動脈瘤雖然是大手術，但一般身體狀況許可的病人是可以進行手術。腹部主動脈瘤並非惡性腫瘤，但如果不處理，腹主動脈瘤大於六公分就有機率破掉，一旦破掉，將導致病人死亡。由於可能造成生命危險，通常會建議及時處理。

腹部主動脈瘤位於腹腔，含括腎動脈與主動脈的連結處，通常被歸類為心臟血管外科手術範疇，但與泌尿科並非完全無關，所以手術進行時，往往需要一起處理。人是一個整體，醫學上的分科只是為了治療方便，並非斷定疾病只能由哪科治療，基本上醫生只要有能力，就應該進行處理，最終目的都是希望病人能獲得妥善的醫治與照顧。

國家圖書館出版品預行編目（CIP）資料

「泌」壺裡的癌變：直擊泌尿腫瘤，癌症治療全攻略 / 謝登富作 .-- 第一版 .-- 臺北市：博思智庫 ,2020.01

面；公分 .--(預防醫學；25)

ISBN 978-986-98065-5-8(平裝)

1. 泌尿生殖系統疾病 2. 癌症

415.8　　108021356

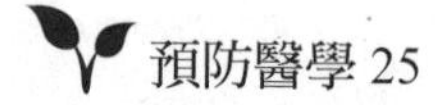

「泌」壺裡的癌變

直擊泌尿腫瘤，癌症治療全攻略

作　　者｜謝登富
主　　編｜吳翔逸
執行編輯｜陳映羽
專案編輯｜李子昕
資料協力｜陳瑞玲
設計主任｜蔡雅芬

發 行 人｜黃輝煌
社　　長｜蕭艷秋
財務顧問｜蕭聰傑
出 版 者｜博思智庫股份有限公司
地　　址｜104 台北市中山區松江路 206 號 14 樓之 4
電　　話｜(02) 25623277
傳　　真｜(02) 25632892

總 代 理｜聯合發行股份有限公司
電　　話｜(02)29178022
傳　　真｜(02)29156275

印　　製｜永光彩色印刷股份有限公司
定　　價｜350 元
第一版第一刷　西元 2020 年 01 月

ISBN 978-986-98065-5-8

博思智庫股份有限公司

博思智庫粉絲團　Facebook.com/broadthinktank

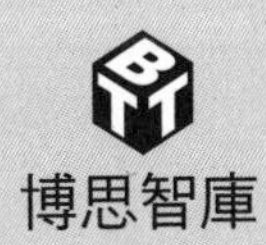

紙本之外，閱讀不斷